神农本草经：开方就是开时空

陈映山三代医家执简驭繁用《本经》

陈润东 著

（第二版）

中国中医药出版社

·北京·

U0335231

图书在版编目（CIP）数据

神农本草经：开方就是开时空 / 陈润东著 . —2 版 . —
北京：中国中医药出版社，2020.1
（中医师承学堂）
ISBN 978-7-5132-5893-7

Ⅰ . ①神…　Ⅱ . ①陈…　Ⅲ . ①《神农本草经》—研究
Ⅳ . ① R281.2

中国版本图书馆 CIP 数据核字（2019）第 275896 号

中国中医药出版社出版

北京经济技术开发区科创十三街 31 号院二区 8 号楼
邮政编码　100176
传真　010-64405750
河北新华第二印刷有限责任公司印刷
各地新华书店经销

开本 787×1092　1/16　印张 14.75　彩插 0.5　字数 171 千字
2020 年 1 月第 2 版　2020 年 1 月第 1 次印刷
书号　ISBN 978 - 7 - 5132 - 5893 - 7

定价　59.00 元
网址　www.cptcm.com

社 长 热 线　010-64405720
购 书 热 线　010-89535836
维 权 打 假　010-64405753

微信服务号　zgzyycbs
微商城网址　https://kdt.im/LIdUGr
官 方 微 博　http://e.weibo.com/cptcm
天猫旗舰店网址　https://zgzyycbs.tmall.com

如有印装质量问题请与本社出版部联系（010-64405510）

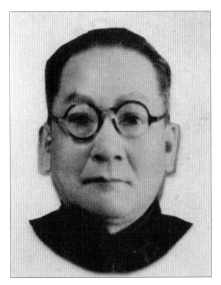

近代名医陈映山 (1901—1972)

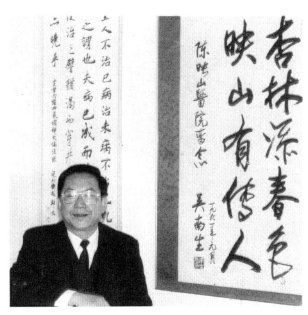

陈映山之子陈益石医师

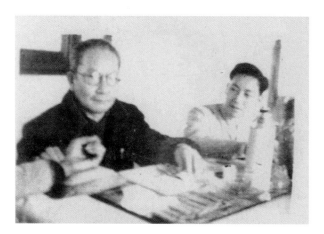

陈益石医师跟随父亲陈映山临证

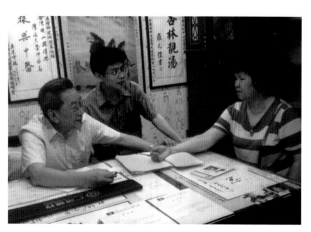

本书作者陈润东随父亲陈益石临证学习

近代名医陈映山的亲笔处方

邓颖超亲笔信

邓颖超同志在广州养病期间，给在京的保健医生赞扬广东名医陈映山大夫的医德及医术的亲笔信。内容如下：

"你是很关心我的，告诉你一件喜事，我到广州后，请陈映山大夫复诊，他仔细认真的（地）诊脉以后，非常高兴地对我说，病已完全好了，没有再开药方。只因还剩有丸药，他说可吃完，对我有益，于是我就继服原有的丸药，反映确好。我于今年初旬又回到温泉来休养。陈大夫说等春暖即可恢复工作。你知道了一定喜欢……"

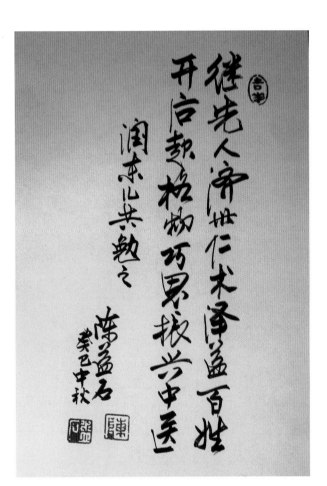

继先人济世仁术 蓬莱益百姓
开启热格物 巧思援兴中医
润末以共勉之

陈益石
癸巳中秋

陈益石医师题字

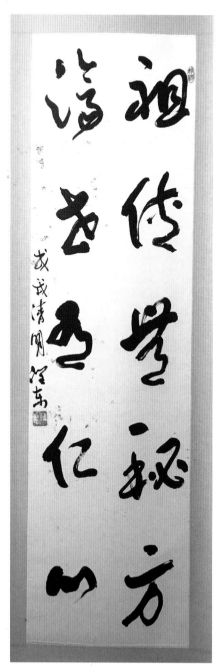

本书作者陈润东书法：祖传无秘方，济世有良心

内容提要

　　作者将广东潮汕名医陈映山三代医家"执简驭繁"用《神农本草经》的临床经验汇编成书，力求复原先祖医学真谛。陈氏医家从《神农本草经》中发现药分六类，形成六药象，并以此为基础构建陈氏神农六药诊疗体系。该诊疗体系药中有象，药象不二，方中有数，数之所在，方药象数，紧密结合；采用独特的象数组合形式代表时空关系，从正气状态及病位时空进行辨证论治。陈氏医家，总结归纳，继承发扬，力求复原先祖医学真谛，对优化诊疗有一定参考价值。

　　本书从理论到临床，有理有法，深入浅出，有利于中医临床工作者、研究者、爱好者开阔视野，是一部良好的中医学习参考著作。

再版说明

　　《神农本草经：开方就是开时空》自出版以来，受到广大读者同道的关注。大家褒贬不一，在此向对曾经提出批评、提出建议、表示赞赏及一切关注的朋友表示由衷感谢。正是因为大家的关注与关心，才促使本书的体系得以逐步完善。

　　本书是在原稿上略加改动，增强了理论探讨，优化了临证诊疗，使理论与临床结合更紧密，阅读更流畅。在此对一直关心本书出版的中国中医药出版社刘观涛主任及其团队表示感谢。成果是我的也是大家的。先辈的思想灵光，后辈的薪火相传，一代又一代的中医人精勤不倦，钻研经典，与时俱进，中医的发展才会充满希望。

陈润东

2019 年 10 月

自　序

　　我出生在中医世家，祖父是已故广东潮汕名医陈映山（1901—1972）。父亲陈益石，深得祖父真传，为潮州市名中医。由于家庭原因，父母希望我能继承祖德，自小就对我要求甚严。印象最深的就是小时候母亲"逼"我背诵中药汤头歌诀，记得我还没上小学就能背诵几十首中药汤头歌诀，就这样走上了中医之路。虽然开始时未必是自愿的，但是随着对中医的学习，我发现自己越来越热爱中医。我的求学之路非常艰辛，从广州到北京再到南京，辗转求学，虽然在此期间有同学改行当起老板，但自己一直未放弃中医，毕业后如愿当了一名中医大夫，从事中医临床工作。我的启蒙老师就是我父亲，他对我的影响很大。人们常说："中医就是哲理加经验。"父亲十分赞同，他常说，哲理是想象空间，而经验是实事求是，二者缺一不可。哲理需要经验来实现，经验需要哲理来总结提升。父亲在哲学方面有很高的修养，尤其是对中国传统文化很有研究。我耳濡目染多年，也很喜欢哲学，尤其是中国哲学，本科学习时期，我常常读的书就是《中国哲学》《道德经》等。现在回想起来还是要感谢父亲，因为从前年开始我们医院就有新规定，凡是副高职称以上的医生都必须学习《中国哲学》，由大学哲学老师任课。我暗自庆幸，我大学时期就学习过中国哲学，哲学并不难！当然，我对医院的这一做法十分赞同。还记得有一次与学生交流，学生告诉我，他们的第一节中医基础理论课，任教老师对学生说的第一句话就是："你们这一代的学生都没文化！"显然，敢说这句话要有相当的文化功底与勇气。这句话一针见血，指出当前中医学生的最大不足，就是传统文化底蕴的欠缺。诚然，中医是"道"学，是文化，而不是记问之学，需要我们有一定的传统文化基础和哲学基础才能对之有所悟。

发展中医还要从源头开始，中医的源头是什么？就是经典。父亲常常提醒我：学医必须多读书、常临证。经典很重要，而且要懂得如何学习经典，尽量要读原著，多读汉代以前的经典，那是中华文化的精粹，要对经典有信心！我依教奉行，在深入钻研祖父及父亲的学术思想及临证经验的基础上，积极探索中医现代化，多年来从未间断理论学习与临证实践，除了学习中医经典外，还博览古今名家的医案及临床经验。此后，我又有幸得到原南京中医药大学校长项平教授、北京中医药大学王琦教授等老师的悉心指导，开始对中医略有所悟，通过整理、探究祖孙三代对《神农本草经》的临床应用经验，发现中医有"执简驭繁之法"，所以大胆把三代传承之后的"神农时空辨证诊疗体系（即开方就是开时空，简称神农体系）"提出来让同道批评指正。

陈润东

2013 年秋　广州

岭南潮汕陈氏学术流派简介

广东潮安已故名老中医陈映山（1901—1972），字寿南，学名友青，广东潮安东凤乡人，幼从外祖潮安县阁洲名医许木鲁先生学习岐黄之术，20岁悬壶乡梓，造诣精湛，声名远播闽粤。其对脾胃病、消渴病、癫痫以及妇科、儿科病证的治疗有独到之处，是陈氏学术流派的创始人。

陈老生前曾任潮安县中医药学术研究委员会委员，自1956年起，历任潮安县人大代表、政协委员；多次应邀给中央首长看病，曾经为周恩来总理的夫人邓颖超同志治疗糖尿病，并得到其高度赞扬。其生平事迹收载于《中国中医人名辞典》《中医人物词典》及《周恩来在潮汕》等文献。

为了方便广大病患，陈老创制"陈映山药丸"，服务大众至今已近百年。其中"陈氏陈夏六君丸"获得1998年潮州科技进步奖二等奖。"陈氏降糖灵药丸"曾经治愈开国总理周恩来的夫人邓颖超同志的糖尿病，受到嘉奖。

陈映山药丸是陈氏医学的物化形式，采用传统的小蜜丸制作工艺，手工制作。在20世纪中后期缺医短药年代，陈映山药丸曾在潮安一带的居民治病保健方面发挥重要作用。由于当时求医者众多，看病一号难求，许多病人要等上几天甚至一个多星期才能看上病，于是在东凤这样的乡村小地方，一时间许多旅馆应运而生，以满足外地病人看病的需要。另外，陈映山医师也体察民众的困难，对一些困难户允许其生产一两种陈映山药丸，一方面满足广大求医者的需求，另一方面也为困难户提供一个有稳定经济来源的生存之道。所以，一时间，整个东凤镇达到了"家家搓药丸"的盛况，许多家庭的男女老幼都练就出"双手搓药丸"的本事。在很长一段时期，陈映山药丸支撑起了乡村经济的发展。

陈氏医学流派主要是以家传形式一脉相传，传承至今已有百余年。创始人陈映山继承外祖许木鲁老先生医学并加以发扬光大；以陈映山其子陈益石、其女陈佩芬为代表的是陈氏医学第二代传承人；以陈润东为代表的是陈氏学术的第三代传承人，继承祖传医学并加以总结发扬，是陈氏医学的集大成者。

岭南潮汕陈氏医学，源自《神农本草经》，发展形成岭南陈氏神农六药诊疗体系（状态时空诊疗体系）。陈氏医家从《神农本草经》中发现药分六类，形成六药象，并以此为基础构建陈氏神农六药诊疗体系。该诊疗体系药中有象，药象不二，方中有数，数之所在，方药象数，紧密结合；采用独特的象数组合形式代表时空关系，从正气状态及病位时空进行辨证论治。

陈氏医家，总结归纳，继承发扬，力求复原先祖医学真谛。其对"对症治疗""对病治疗""对证治疗"等有独到见解。一百多年来，服务岭南一带居民的中医药保健，对优化临床诊疗、规范用药有一定贡献。

目 录

第一章 药证新说：
《神农本草经》「六性」药

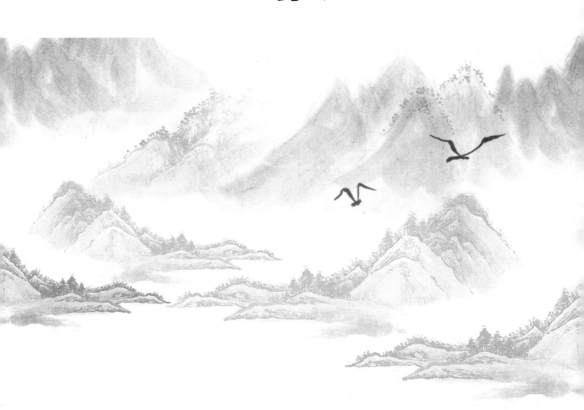

一、神农源头说

在浩如烟海的中医药典籍中，《神农本草经》（以下简称《本经》）具有极高的学术地位。在古代，此书曾与《黄帝内经》（以下简称《内经》）、《素女脉经》并尊为"三世医学"，与《内经》《伤寒论》《金匮要略》合称为"四大经典"。

《本经》成书于东汉早期，从目前掌握的资料分析，虽不能断言《本经》是有史以来第一部本草著作，但至少可以肯定，此书是目前所见最早、最完整，也是对后世影响最大的一部本草文献。

《本经》不仅确定了中医临证用药的准则，推动了临床药物学的发展，架起《内经》与后世临床学的桥梁，也是今后应用科学方法研究中医药的一部很有参考价值的重要文献。如果说《内经》奠定了中医学理论的基础，那么，成书于东汉的《本经》则应是中药学的发端。

作为现存最早的本草著作，《本经》构建了一整套药学理论体系。体系中的绝大多数内容，如四气、五味、七情、有毒无毒等，直到今天，仍在中医临床和中药学中占有重要地位。它的学术思想可概括为三方面：

第一，临床药学理论。主要包括疾病治疗原则、组方原则、药物毒性理论及服药方案等。关于治疗原则，《本经》指出："凡欲治病，先察其源，先候病机。五脏未虚，六腑未竭，血脉未乱，精神未散，服药必活。若病已成，可得半愈。病势已过，命将难全。"又言："治寒以热药，治热以寒药。饮食不消，以吐下药。鬼疰蛊毒，以毒药。痈肿疮瘤，以疮药。风湿，以风湿药。各随其所宜。"关于毒性理论，《本经》提到："上药无毒，多服久服不伤人；中药无毒有毒，斟酌其宜；下药多毒，不可久服。"又指出："若用毒药疗病，先起如黍粟，病去及止。不去，倍之；不去，十之。取去为度。"

第二，药性及配伍理论。主要包括药物的性味理论、七情配伍理论及其他一些药性理论。如《本经》指出："药有君臣佐使，以相宣摄合和者，宜用一君二臣五佐，又可一君三臣九佐使也。药有阴阳配合，子母兄弟，根茎花实，草石骨肉。有单行者，有相须者，有相使者，有相畏者，有相恶者，有相反者，有相杀者。凡此七情和合视之，当用相须相使良者，勿用相恶相反者。若有毒宜制，可用相畏相杀者，不尔，勿合用也。药有酸咸甘苦辛五味，又有寒热温凉四气及有毒无毒，阴干暴干，采治时日，生熟，土地所出，真伪陈新，并各有法。"

第三，基础药学理论。包括产地要求、采收及药用部位要求、药物制剂及炮制要求等。如："干地黄味甘寒。主治折跌绝筋伤中，逐血痹，填骨髓，长肌肉。作汤，除寒热积聚，除痹。生者尤良。一名地髓。生川泽。"又如："茵陈蒿味苦无毒。主治风湿寒热邪气，热结黄疸。久服轻身、益气、耐老。生太山及丘陵坡岸上。"

《本经》是学者不可不读之中医书籍，其重要性可见一斑。但是由于其文义艰涩，造成现在很多学习中医者不读《本经》，而是用一些后世医家的相关本草书籍，或是用《伤寒论》及《温病条辨》之类理法方药均具备的书籍代替。正如张志聪所言："《本经》词古义深，难以窥测，后人纂集药性，不明《本经》，但言某药治某病，某病须某药，不探其原，只言其治。"

纵观古今各大医家，无不从《本经》上获得灵感，《本经》是中医的源头之一。《针灸甲乙经》曰："上古神农尝百草，而知百药……伊尹以亚圣之才，撰用神农本草，以为《汤液》……仲景论广伊尹《汤液》为数十卷，用之多验。"伊尹根据神农而撰写《汤液》，仲景由于《汤液》的启发而编著《伤寒论》《金匮要略》，陈修园在《神农本草经读·凡例》中说："明药性者，始自神农，而伊尹配合而为《汤液》，仲景《伤寒》《金匮》之方，即其遗书也。阐阴阳之秘，泄天地之藏，所以效如桴鼓。"又如，徐大椿在其著作《神农本草经百种录·序》所言："汉末张仲景《金匮要略》及《伤寒论》中诸方，大半皆三代以前遗法，其用药之义与《本经》吻合无间。审病施方，应验如响。自唐以后，药性不明，方多自撰，如，《千金方》《外台秘要》之属，执药治病，气性虽不相背而变化已鲜。沿及宋元，药品日增，性未研极，师心自用，谬误相仍。即用《本经》诸药，其精微妙义，多所遗漏。是以方不成方，药非其药，间有效验，亦偶中而非可取必，良由《本经》之不讲故也。"可见《本经》源头地位的重要性。"问渠那得清如许，为有源头活水来"，发展中医，不可不从源头开始，让我们回归《本经》。

二、解读神农

《本经》的特点有许多方面，笔者归为两大特点：

第一，重视实际效应，言性味主治不言归经。

《本经》谈药物，言性味主治，不言归经。归经的概念是药物作用的定位，即表示药物作用部位。归是作用的归属，经是脏腑经络的概称。即一种药物主要对某一经或某几经发生明显作用，而对其他经作用较小，甚至没有作用。药物归经是后世对《本经》的发展。后世医家习惯用药物归经来解释药物功效。

归经理论是探讨药物作用的选择性。"归"是指归属、归类，如某药归属某经、某药入某脏腑、某药归某类。药物归经理论的本质是探讨药物的分类。中药归经理论源于《素问·宣明五气》的"五入"，即："五味所入，酸入肝，辛入肺，苦入心，咸入肾，甘入脾，是谓五入。"《本经》中有近乎归经的描述，如言大黄"荡涤肠胃"。汉代张仲景采用的六经辨证和脏腑辨证对后世创立归经理论有一定启迪。魏晋南北朝陶弘景在《名医别录》中有"芥归鼻"等记述。唐《食疗本草》称"绿豆行十二经脉"。宋《图经本草》言瞿麦"通心经"。金元时期的张元素尤重十二经辨证，在《医学启源》中总结了不少分经用药的经验，如"祛脏腑之火药""各经引用药"等。李东垣在《用药法象》中有九十余种药物记述了"入某经""某经药"。他将十二经与药物的关系作为"药性"的一部分，各药项下分别注明所归经名。在《珍珠囊补遗药性赋》中列有"手足三阳表里引经主治例"，提出"十二经泻火药"，如"黄连泻心火"。明代刘文泰《本草品汇精要》在论述每味药所设的24个项目中专列了"走何经"一项，经名沿用太、少、厥和阳明。李时珍在某药归某经的基础上又有"本病""经病""窍病"之分，他还对药物的"入气分"进行了阐述。

归经理论形成之后，丰富了中药的药性理论，对临床用药起到了一定的指导作用。但由于归经理论形成的复杂性及中药作用机制的未知性，使归经的研究缺乏必备的理论基础。

首先，归经的定义和内涵有待明确。即如何对归经的概念进行正确阐释，特别是归经中的"经"究竟指的是什么。若指脏腑的话，中医之脏腑不同于西医之解剖脏器；若指经络的话，经络的实质又有待证实。此外"归"的含义虽趋于一致，即指药物作用的选择性，但具有"归"作用的物质究竟为何物，这又涉及中药成分的复杂性问题，同时，"归"的作用方式的不唯一性也给归经的实验研究带来困难。

其次，归经确定依据的多样性使归经缺乏统一的标准。由于历代医家对归经的认识不一致，有以自然属性为依据的，有以所治病证为依据的，使归经的标准乱而无序，在此基础上的归经实验研究因为缺乏统一的标准对照，也就很难有说服力。例如对于麻黄一药，张隐庵曰："太阳之气，本膀胱寒水，而气行于头，周遍于通体之毛窍。主治中风伤寒头痛者……"而叶天士言："麻黄气温，禀天春和之木气，入足厥阴肝经……"

由以上分析可知，归经理论脱胎于传统的中医理论，且是其重要组成部分，对归经的认识必然要置于整个中医理论之中。目前中医理论的争鸣局面也使归经理论很难趋于统一[1]。

中医现有的归经理论是从《本经》中发展而来，但并非《本经》本意。药物归经理论的贡献在于对药物分类提出探讨。但是，沿用至今的归经理论不可能是药物分类的最好诠释。要

---

① 李志勇，李彦文，荀丽英，等.中药归经研究的概述与设想 [J].山东中医药大学学报，2005，5（29）：404-406.

把问题弄清楚，还是要回到《本经》的源头来，从源头上探讨中药的分类。

第二，语言规整讲究，主治功效暗藏规律。

我们发现《本经》中描述药物功效的语言相当考究，一种药物有多种功效，多种药物有相同功效，这正体现了中医同病异治、异病同治的辨证论治观念。

以下略举例子，说明《本经》药物的功效归类，供参考。

"主死肌"，《神农本草经读》曰："死肌者，痹不仁也。"死肌是指肌肉感觉及运动机能障碍，如肌肉麻木不用等，古人认为这部分肌肉已经失去生命，故曰死肌。《本经》主死肌药物包括如下：云母、鞠华、术、细辛、络石、雄黄、菜耳实、白鲜皮、厚朴、鮀鱼甲、梅实、石灰、礜石、青琅玕、白及、兰茹、蜀椒、皂荚、麋脂、班苗、地胆、藜芦等。

"长肌肉"，即强肌肉，指使肌肉强健有力，药物包括如下：玉泉、甘草、干地黄、署豫、蒺藜子、胡麻、枳实、白马茎等。

"主明目"，可用于治疗各种眼部疾病，药物包括如下：丹砂、云母、石钟乳、石胆、空青、白青、扁青、人参、菟丝子、茺蔚子、柴胡、细辛、析冥子、蓍实、青芝、黄连、络石、香蒲、景天、杜若、蔓荆实、桑上寄生、蕤核、鲤鱼胆、苋实、石流黄、铁精、理石、长石、苦参、瞿麦、石龙芮、地榆、秦椒、合欢、羖羊角、牡狗阴茎、羚羊角、伏翼、蓼实、葱实、戎盐、草蒿、萤火等。

"主癥瘕"，《正字通》曰："癥瘕，腹中积块，坚者曰癥，有物形曰瘕。"癥瘕通指有形无形之积聚。药物包括如下：曾青、禹余粮、太一余粮、殷孽、阳起石、白垩、粉锡、卷柏、肉松容、海藻、大黄、亭历、荛花、鸢尾、藋菌、白头翁、紫葳、桑根白皮、巴豆、龙骨、蜚虻、龟甲、鳖甲、鮀鱼甲、乌贼鱼骨、䗪虫等。

“主血闭”，指血流闭阻，一般指妇女经闭。药物包括如下：禹余粮、太一余粮、粉锡、卷柏、芎䓖、黄芩、白芷、茅根、大黄、紫葳、白胶、丹雄鸡、桑螵蛸、木虻、乌贼鱼骨、䗪虫、桃核仁等。

“主利水”，利水即通利水道，指有利小便功效的药物，包括如下：黑芝、车前子、兰草、酸浆、大黄、甘遂、亭历、荛花、虎掌、榆皮、橘柚、猪苓、巴豆、水蛭、石蚕、鼠妇、贝子等。

“主咳逆”，《诸病源候论》曰：“咳逆者，是咳嗽而气逆上也。”咳逆即咳喘，药物包括如下：禹余粮、太一余粮、石钟乳、铅丹、白芝、菖蒲、远志、防葵、五味子、干姜、紫菀、白鲜皮、款冬花、芫花、钩吻、藜芦、乌头、附子、射干、半夏、蜀漆、狼毒、茯苓、牡桂、竹叶、吴茱萸、黄环、蜀椒、龙骨、海蛤、瓜蒂、紫石英、当归、蘼芜、麻黄、杏核仁、蠮螉等。

《本经》是中医的源头之一，它是一座中医的宝库，如何更好地发展《本经》对中医的发展至关重要。笔者认为，发展《本经》有三个原则，第一是“遵原意”原则。虽然限于时代条件，《本经》中有的说法未必可靠，但是不可否认，《本经》是超时代的，以至于《本经》被誉为中药学的“众经之祖”。古人用独特的视角、超人的智慧所著的《本经》历经考验，至今依然绽放着智慧光芒。我们后人，作为研究者与发扬者，应该尽量遵原意。第二是“重实践”原则。中医是实践的科学，中医的发展是一个从实践中来到实践中去的过程。中医是先有中医实践，再有理论出现，而理论又进一步促进实践。所以，发展《本经》也应该以指导临床为归属。第三是"求发展"原则。一方面，后世医家对《本经》的解释多少都掺进了个人见解，所以对于许多中医的固有说法我们要敢于提出修正。另一方面，许多历史资料也显示，《本经》是个人对本草的再创作①，它不是一部天书，也不是中医的"终极版"。恰恰相反，它是中医的起点。它为我们发展中医提供了最好的原材料，我们要敢于学习之、利用之，只有站在巨人的肩上我们才能更好地发展中医。

三、神农药分六类

《本经》是中医的源头之一，其中药物的功效叙述存有内在规律。虽然药物功效各异，但功效之间存在相同或相近的描述，是否可按功效加以分类呢？笔者发现升麻的功效描述为："主解百毒，杀百精老物殃鬼。"徐长卿的功效描述为："主治鬼疰精物，邪恶气，杀百精蛊毒。"又如木香的功效描述为："木香味辛温。主治邪气，辟毒疫温鬼，强志，主淋露。久服不梦寤魇寐。"再如天麻的功效描述为："赤箭（天麻）味辛温。主杀鬼精物，蛊毒恶气。久服益气力，长阴，肥健，轻身增年。"此四味药功效中都有"杀邪气、不祥气"的作用，是

---

① 王家葵，张瑞贤. 神农本草经研究［M］. 北京：北京科学技术出版社，2001.62–66.

否为同一类？笔者尝试从功效的描述入手，对《神农本草经》中的药物进行分类（以下药物名称以《中华人民共和国药典》为标准）。药分六类：

第一类药物功效特点：主风头寒痛、大风眩痛、补不足、补中安五脏、长须眉、主伤寒、中风寒热。

代表药物：防风、细辛、人参、巴戟天、杜仲、苍耳子、麻黄、厚朴、川芎、白芷等。

第二类药物功效特点：主风湿痹、下气、利小便、暴热身痒、消渴、恶疮痈疽、身热、乳难。

代表药物：薏苡仁、泽泻、滑石、牛膝、葛根、天花粉、败酱草、浮萍、泽兰、积雪草等。

第三类药物功效特点：主死肌、中风暴热、结肉、补五内、益气力、长肌肉、填脑髓。

代表药物：白术、天冬、鹿角胶、菟丝子、黄芪、肉苁蓉、白及、桑寄生、阿胶、胡麻等。

第四类药物功效特点：主金疮、心腹邪气、除血痹、破坚积、止痛、止血、消瘀血。

代表药物：芍药、丹参、黄芩、卷柏、蒲黄、王不留行、茜根、桃仁、大黄、水蛭等。

第五类药物功效特点：主结气、心下坚、瘰疬、散瘿结气、心下结痛、治心下邪气。

代表药物：茯苓、枳实、桂枝、陈皮、柴胡、海藻、荆芥、半夏、连翘、夏枯草等。

第六类药物功效特点：主蛊毒恶气、鬼疰、贼风、杀精物恶鬼、惊痫、瘛疭、癫疾、夜啼。

代表药物：木香、蝉蜕、升麻、天麻、徐长卿、龙骨、露蜂房、代赭石、重楼、蜈蚣等。

第一类：从描述中知道这类药有"补中益精气、主伤寒、补不足、中风寒热、主头痛"功效，其药物对机体作用的整体效应是"向上的"，与五行"火"性炎上的特性相近似，从五行分类法角度出发，可以把这类药分为"火"行。

第二类：从"主湿""主下乳""主火热"可知，这一类药物对机体的整体效应有润下作用，所以把这类药分为"水"行。

第三类：从"主死肌""长肌肉""主虚"中可知，这一类药物对机体的整体效应有培养、培育、滋养、固本作用，所以把这类药分为"土"行。

第四类：从"主金疮""主血痹""消瘀血"可知，这一类药物对机体的整体效应有攻坚、革旧作用，所以把这类药分为"金"行。

第五类：从"主结气、心下坚、瘰疬、散瘿结气"的描述中可知，这一类药物对机体的整体效应有散结、疏散作用，所以把这类药分为"木"行。

第六类：这一类药物"主杀鬼精物、蛊毒恶气、辟毒疫温鬼、辟邪气"，从五行中找不到对应，不属于"木、火、土、金、水"中任何一类，但是这一类确实存在，从《本经》出发：第一，《本经》上的药物分类确实可分为六类；第二，"五行"对"五药"过程合理，而第六类药物难以归入"五行"之中。于是，尝试提出"六分类"法。

笔者以《本经》的药物分类为依据，提出了六分类方法，就是在"木、火、土、金、水"这五类中加入"石"类。有学者认为，"石"属于"金"，其实二者有所区别，"石"有坚固、稳定、辟邪之德；"金"则是表示分解、破坏、改革之意。"石"坚固稳定，能抗磨损，古人知道石的特性，所以为了使文字能流传千古就将文字刻在碑石上；石还有"辟邪镇宅"的作用，例如建筑物门前摆放石狮子就有此意。而且六分类方法更能与《周易》的思想吻合，《周易》基本卦有八个，分别是乾、坤、艮、兑、巽、震、坎、离。乾为天为阳、坤为地为阴、震为雷、巽为木、坎为水、离为火、艮为山、兑为泽。八卦除了乾坤二卦之外剩下六卦的内容与五行相近但是又不能一一对应，我们知道，震为金、巽为木、坎为水、离为火、兑为土，那么剩下的艮就"无类可对"，如果引入"石"类以对之，便能吻合。艮为"山"，"山"就是"石"，"石"具有"山"的德性：坚固稳定。那么为什么不用"山"呢？因为"山"是由"石"组成的，把"山"还原出来就是"石"。《周易·说卦传》第十一章曰："艮为山、为径路、为小石。"于是，六类就是"火、土、金、石、木、水"。而且，人体的十二经络由六对组成，也提示人体的六分法。再者，关于六分法，从张仲景的《伤寒论》中也可以找到根据，仲景尊伊尹，伊尹尊神农，《伤寒论》就是基于对事物认识的六分法而进行的六经辨证。所以，有理由相信仲景是尊神农氏药分六类而形成六经辨证理论体系。

火、土、金、石、木、水是生命的六大密码，药物作为密码的载体，是密码的表现形式。神农的六性药就是：火性药、土性药、金性药、石性药、木性药、水性药。它们是神农时空辨证诊疗体系的落脚点。没有六性药的发现就没有后来的一切推论。《本经》的"药分六性"是我们理论的原点，让我们从这个原点开始，换个角度看中医。具体见表1-1。

表 1-1　六性药对应表

分类	性德	代表药
火	光明、艳丽、向上	防风、细辛、人参、巴戟天、杜仲、苍耳子、麻黄、厚朴、川芎、白芷
土	培育、承载、滋养	白术、天冬、鹿角胶、菟丝子、黄芪、肉苁蓉、白及、桑寄生、阿胶、胡麻
金	变革、分解、攻坚	芍药、丹参、黄芩、卷柏、蒲黄、王不留行、茜根、桃仁、大黄、水蛭
石	坚固、稳定、辟邪	木香、蝉蜕、升麻、天麻、徐长卿、龙骨、露蜂房、代赭石、重楼、蜈蚣
木	交换、平等、疏导	茯苓、枳实、桂枝、陈皮、柴胡、海藻、荆芥、半夏、连翘、夏枯草
水	润滑、流动、向下	薏苡仁、泽泻、滑石、牛膝、葛根、天花粉、败酱草、浮萍、泽兰、积雪草

四、细说六性药

关于神农六性药，笔者从《本经》中做了一些总结，当然，限于我的认识及实践水平，只对部分药物做了解读，总结如下。

（一）火性药

◎所入经络：太阳经络。

◎性德：光明、艳丽、向上。

◎神农药物功效描述：主头风、中风寒热、祛风明目通窍、益精气。

◎代表药物：防风、细辛、石菖蒲、人参、柏子仁、远志、淫羊藿、巴戟天、黄连、杜仲、石膏、干姜、苍耳子、麻黄、款冬花、厚朴、合欢、川芎、白芷、地肤子。

防风

《本经》原文："防风味甘，温，无毒。主大风眩痛，恶风风邪，目盲无所见，风行周身，骨节疼痛，烦满。久服轻身。一名铜芸。生川泽。"

【解读】防风味甘，温，无毒。主大风，风行于上故眩痛、目盲无所见，风行周身故骨节疼痛、烦满。可见防风作用部位主要在上焦，有载药上行的作用，兼能解表，故归为火性药。

细辛

《本经》原文："细辛味辛，温。主咳逆，头痛，脑动，百节拘挛，风湿，痹痛，死肌。久服明目，利九窍，轻身长年。一名小辛，生山谷。"

【解读】细辛味辛，温。主咳逆，头痛，脑动，能行于上；治疗百节拘挛，风湿，痹痛，死肌，乃辛温除湿的结果；久服明目，利九窍，说明本药能利头目诸窍。总之，细辛作用部位在上，能辛温散寒，利头目诸窍，当属于火性药。

石菖蒲

《本经》原文："菖蒲味辛，温。主风寒湿痹，咳逆上气，开心孔，补五脏，通九窍，明耳目，出音声。久服轻身，不忘，不迷惑，延年。一名昌阳。生池泽。"

【解读】石菖蒲即菖蒲，徐灵胎曰："味辛，温。主风寒，辛能散风，温能驱寒。芳燥能除湿。咳嗽上气。开窍下逆。开心孔，香入心，补五脏，气通和，则补益。通九窍，明耳目，出声音。久服轻身，气不阻滞则身体通利。不忘，不迷惑，延年。气通则津液得布，故不但能开窍顺气，且能益精养神也。"由此可见，石菖蒲味辛，温，能补益精气，可开窍而作用于上焦，属于火性药。

人参

《本经》原文："人参味甘，小寒。主补五脏，安精神，定魂魄，止惊悸，除邪气，明目，开心益智。一名人衔，一名鬼盖。生山谷。"

【解读】徐灵胎曰："味甘，微寒。主补五脏，安精神，定魂魄，止惊悸，有形无形，无一不补也。除邪气，正气充则邪气自除。明目，五脏六腑之精皆注于目，此所云明目乃补其精之效，非若它药，专有明目之功也。开心益智。人参气盛而不滞，补而兼通，故能入心孔而益神明也。久服，轻身延年，补气之功。"由此可见，人参具有补气提气、开心孔、安神等功效，作用部位在上焦，属于火性药。

柏子仁

《本经》原文："柏实味甘，平。主惊悸，安五脏，益气，除风湿痹。久服令人润泽美色，耳目聪明，不饥不老，轻身延年。生山谷。"

【解读】柏实就是柏子仁，味甘，平。主惊悸，安五脏，益气。柏子仁补心脾，宁神益智，故有主惊悸、安五脏、益气之用。除风湿痹，主要指柏子仁甘润泽燥，对于干枯不通之症有畅通除痹作用。久服令人润泽美色，耳目聪明，不饥不老，轻身延年，皆为补益、益智的结果。可见，柏子仁养心宁神，属于火性药。

远志

《本经》原文:"远志味苦,温。主咳逆伤中,补不足,除邪气,利九窍,益智慧,耳目聪明,不忘,强智倍力。久服轻身不老。"

【解读】徐灵胎曰:"味苦,温。主咳逆,气滞之咳。伤中,补不足,心主荣,荣气顺则中焦自足。除邪气,利九窍,辛香疏达,则能辟秽通窍也。益智慧,耳目聪明,不忘,强志,心气通则精足神全矣。倍力,心气盛则脾气亦强,而力生也。久服,轻身不老,气和之效。"可见,远志补虚,利九窍,开心孔,属于火性药。

淫羊藿

《本经》原文:"淫羊藿味辛,寒。主阴痿,绝伤,茎中痛,利小便。益气力,强志。一名刚前。生山谷。"

【解读】淫羊藿味辛,性寒。主阴痿,绝伤:有壮阳作用;茎中痛,利小便:有利尿作用,治疗阳虚小便不利、尿不畅、尿频;益气力,强志:补气力,强志就是安神定志,治疗胆小惊悸。可见,淫羊藿壮阳益气力,属于火性药。

巴戟天

《本经》原文:"巴戟天味辛,微温。主大风邪气,阴痿不起。强筋骨,安五脏,补中,增志,益气。生山谷。"

【解读】巴戟天味辛,微温。主大风邪气,补中益气,安五脏,有强志之效;精气足则筋骨强;具有温补作用。其性微温,故归属于火性药。

黄连

《本经》原文:"黄连味苦,寒。主热气,目痛,眦伤,泪出,明目,肠澼,腹痛,下利,妇人阴中肿痛。久服,令人不忘。一名王连。生川谷。"

【解读】徐灵胎曰："味苦，寒。主热气，除热在气分者。目痛，眦伤泪出，明目，除湿热在上之病。肠澼，腹痛，下利，除湿热在中之病。妇人阴中肿痛，除湿热在下之病。久服，令人不忘。苦入心能补心也。苦味属火，其性皆热，此固常理。黄连至苦，而反至寒，则得火之味，与水之性者也，故能除水火相乱之病。水火相乱者，湿热是也。凡药能去湿者，必增热，能除热者，必不能去湿。唯黄连能以苦燥湿，以寒除热，一举两得，莫神于此。心属火，寒胜则火，黄连宜为泻心之药，而反能补心何也？盖苦为火之正味，乃以味补之也。若心家有邪火，则此亦能泻之，而真火反得宁，是泻之即所以补之也。"故黄连清心火，属火性药。

杜仲

《本经》原文："杜仲味辛，平。主腰膝痛，补中，益精气，坚筋骨，强志，除阴下痒湿，小便余沥。久服轻身耐老。一名思仙。生山谷。"

【解读】徐灵胎曰："味辛，平。主腰脊痛，补中益精气，坚筋骨，强志，其质坚韧者，其精气必足，故亦能坚定人身之筋骨气血也。除阴下痒湿，补脾利湿。小便余沥，坚溺管之气。久服轻身耐老，强健肢体。杜仲，木之皮，木皮之韧且浓者此为最，故能补人之皮。又其中有丝连属不断，有筋之象焉，故又能续筋骨。因形以求理，则其效可知矣。"可见，杜仲有补中益气、强筋骨、强志功效，性味辛平，属于火性药。

石膏

《本经》原文："石膏味辛，微寒。主中风寒热，心下逆气惊喘，口干舌焦不得息，腹中坚痛，除邪鬼，产乳，金创。生山谷。"

【解读】《本经》的"中风寒热"就是指外感表证。石膏主中风寒热就是说明石膏主治表证,当然,石膏也能治里证之腹中坚痛,但是以治表证寒热为主。解表是火性药物的一大特点,就如同麻黄、厚朴、防风等,而《本经》谓其味辛微寒,并非大寒之品;除邪鬼、产乳、金创,实为除邪鬼、产乳、金创所致之寒热。所以,石膏主中风寒热,驱邪复正,属于火性药。

干姜

《本经》原文:"干姜味辛,温。主胸满咳逆上气,温中,止血,出汗,逐风湿痹,肠澼下利,生者尤良。久服去臭气,通神明。生川谷。"

【解读】干姜味辛,温。主胸满咳逆上气,病在上者;温中,止血,出汗,温补阳气也;逐风湿痹,祛风胜湿;肠澼下利,提壶揭盖,温上则固下;辛散之品,尤取其气性之清烈也。久服去臭气,通神明,辛甚气烈,故能辟秽通阳。故干姜归属火性药。

苍耳子

《本经》原文:"菜耳实味甘,温。主风头寒痛,风湿周痹,四肢拘挛痛,恶肉死肌。久服益气,耳目聪明,强志轻身。一名胡菜,一名地葵。生川谷。"

【解读】苍耳子又叫菜耳实,味甘,温。主风头寒痛,风湿周痹,四肢拘挛痛,祛风散寒;恶肉死肌,除风湿而主湿痹、肌肉麻痹挛痛;久服益气,耳目聪明,清头风;强志轻身,胜湿而身轻神足。所以归属为火性药。

麻黄

《本经》原文："麻黄味苦，温，无毒。主中风伤寒头痛，温疟，发表出汗，去邪热气，止咳逆上气，除寒热，破癥坚积聚。一名龙沙。生山谷。"

【解读】麻黄味苦，温，无毒。主中风伤寒头痛，温疟，发表出汗，去邪热气，止咳逆上气，除寒热，解表祛风，止外感头痛咳嗽；破癥坚积聚，解表又兼散脏腑之内结。功效归属于火性药。

款冬花

《本经》原文："款冬花味辛，温。主咳逆上气，善喘，喉痹，诸惊痫，寒热邪气。一名橐吾，一名颗冻，一名虎须，一名兔奚。生山谷。"

【解读】款冬花味辛，温。主咳逆上气，善喘，喉痹，款冬花能下气平喘，治疗喘息、咽喉不利；诸惊痫，寒热邪气，气定则神安，邪气不起。药物作用于上，故属于火性药。

厚朴

《本经》原文："厚朴味苦，温，无毒。主中风，伤寒，头痛，寒热惊气，血痹死肌，去三虫。生山谷。"

【解读】厚朴味苦，温，无毒。主中风，伤寒，头痛，寒热惊气，解表止头痛；血痹死肌，兼能行气活血，有祛风散寒、除湿痹的作用。厚朴主中风寒热、头痛，归属火性药。

合欢

《本经》原文："合欢味甘，平。主安五脏，和心志，令人欢乐无忧。久服轻身明目，得所欲。生益州山谷。"

【解读】合欢味甘，平。此处的合欢指植物合欢的树皮及花。主安五脏，和心志，令人欢乐无忧，益气和气，气和则神清，快乐无忧。久服轻身明目，得所欲，目为精气之所聚，气和则目明，神清气爽。合欢乃中药中的解郁药物。合欢安五脏，和心志，属于火性药。

川芎

《本经》原文："芎䓖味辛，温，无毒。主中风入脑头痛，寒痹筋挛缓急，金创，妇人血闭无子。生川谷。"

【解读】川芎又叫芎䓖，味辛，温，无毒。辛善走窜、搜风、升散、疏达，温可祛寒邪、通达经络、畅通血脉。虽入血分，但又能祛一切风，调一切气，为血分之气药。其上行头目，下调经水，属于火性药。

白芷

《本经》原文："白芷味辛，温。主女人漏下赤白，血闭，阴肿，寒热，风头侵目泪出，长肌肤，润泽，可作面脂。一名芳香。生川谷。"

【解读】徐灵胎曰："味辛，温。主女人漏下赤白，血闭，阴肿，风在下焦而兼湿热之证。寒热，风在荣卫。风头侵目泪出，风在上窍。长肌肤，润泽，可作面脂，风气干燥，风去则肌肉生而润泽矣。凡驱风之药，未有不枯耗精液者。白芷极香，能驱风燥湿，其质又极滑润，能和利血脉而不枯耗，用之有利无害也。盖古人用药，既知药性之所长，又度药性之所短，而后相人之气血，病之标本，参合研求，以定取舍，故能有显效而无隐害。此学人之所当殚心也。"白芷升清降浊，属于火性药。

地肤子

《本经》原文："地肤子味苦，寒。主膀胱热，利小便，补中益精气。久服耳目聪明，轻身耐老。一名地葵。生平泽。"

【解读】地肤子味苦，寒。主膀胱热，利小便，膀胱者一身之藩篱，利小便则通阳气，而补中益精气；久服耳目聪明，轻身耐老，阳气通达则耳目聪明，水道通利则轻身耐老。地肤子利膀胱，补中气，归属于火性药。

（二）土性药

◎所入经络：太阴经络。

◎性德：培育、承载、滋养。

◎神农药物功效描述：主死肌、长肌肉、补中补虚、健脾补气、安五脏、益气力。

◎代表药物：白术、黄芪、天冬、菊花、菟丝子、玉竹、山药、肉苁蓉、五味子、白及、桑寄生、女贞子、皂荚、阿胶、当归、白鲜皮、胡麻、五加皮、乌梅、鹿角胶。

白术

《本经》原文："术味苦，温。主湿痹，死肌，痉疸，止汗，除热，消食，化煎饵。久服轻身延年，不饥。一名山蓟。生郑山山谷。"

【解读】徐灵胎曰："味苦，温。主风寒湿痹，死肌，气浓而兼辛散，故能除邪而利筋脉肌肤也。痉，平肝风。疸，去湿。止汗，固肌肤。除热，益脾阴。消食，健脾气。作煎饵久服，轻身延年，不饥，脾胃充则体强健而不易饥也。术者，土之精也。色黄，气香，味苦而带甘，性温，皆属于土，故能补益脾土。又其气甚烈，而芳香四达，故又能达于筋脉肌肤，而不专于建中宫也。"白术健脾长肌肉，属于土性药的代表。

黄芪

《本经》原文:"黄芪味甘,微温。主痈疽,久败疮,排脓止痛,大风癞疾,五痔鼠瘘,补虚,小儿百病。一名戴糁。生山谷。"

【解读】徐灵胎曰:"味甘,微温。主痈疽,久败疮,排脓止痛,除肌肉中之热毒。大风癞疾,去肌肉中之风毒。五痔鼠瘘,去肌肉中之湿毒。补虚,补脾胃之虚。小儿百病,小儿当补后天。后天者,肌肉之本也。黄芪甘淡而温,得土之正味、正性,故其功专补脾胃。味又微辛,故能驱脾胃中诸邪。其皮最浓,故亦能补皮肉,为外科生肌长肉之圣药也。"可见,黄芪主濡养肌肉,当属于土性药代表。

天冬

《本经》原文:"天门冬味苦,平。主诸暴风湿偏痹,强骨髓,杀三虫,去伏尸。久服轻身益气延年。一名颠勒。生山谷。"

【解读】天冬即天门冬,味苦,平。主诸暴风湿偏痹,可滋阴润燥,治疗暴风湿之痿痹诸证;滋阴润燥强骨髓;杀三虫,去伏尸,叶天士谓:"三虫伏尸皆湿热所化。味苦可以除热,湿热下逐,三虫伏尸皆去也。"天冬润燥治痿,属于土性药。

菊花

《本经》原文:"鞠华味苦,平。主风头,头眩肿痛,目欲脱,泪出,皮肤死肌,恶风湿痹。久服利血气,轻身耐老延年。一名节华。生川泽。"

【解读】菊花又叫鞠华,味苦,平。主风头,头眩肿痛,目欲脱,泪出,可清利头风、祛风明目。皮肤死肌,恶风湿痹,可祛风润燥、滋润肌肤,徐灵胎谓:"凡芳香之物,皆能治头目肌表之疾。但香则无不辛燥者，唯菊得天地秋金清肃之气，而不甚燥烈，故于头目风火之疾，尤宜焉。"久服利血气，轻身耐老延年，祛风润燥则气血通达，延年益寿。当属于土性药。

菟丝子

《本经》原文："菟丝子味辛，平。主续绝伤，补不足，益气力，肥健。汁去面皯。久服明目，轻身延年。一名菟芦。生川泽。"

【解读】徐灵胎曰："味辛，平。主续绝伤，子中有丝不断，故能补续筋骨。补不足，益气力，肥健，滑润有脂膏，自能生精益气而长肌肉也。汁去面皯，亦滑泽之功。久服明目，轻身延年，生精则目明而强且寿也。"菟丝子滋补精气，属于土性药。

玉竹

《本经》原文："女萎味甘，平。主中风暴热，不能动摇，跌筋结肉，诸不足，久服去面黑皯，好颜色，润泽，轻身不老。生川谷。"

【解读】玉竹又叫女萎，味甘，平。主中风暴热，不能动摇，跌筋结肉，诸不足，滋阴润燥，中风暴热必以滋润，滋润可濡养跌筋结肉、诸不足；久服去面黑皯，好颜色，润泽，轻身不老，肌肤得以滋养则好颜色。玉竹滋润补不足，属于土性药。

山药

《本经》原文："署豫味甘，小温。主伤中，补虚赢，除寒热邪气，补中益气力，长肌肉。久服耳目聪明，轻身不饥延年。一名山芋。生山谷。"

【解读】山药又叫薯豫，味甘，小温。张隐庵曰："山药气味甘平，始出中岳，得中土之专精，乃补太阴脾土之药，故主治之功皆在中土。治伤中者，益中土也。补虚羸者，益肌肉也。除寒热邪气者，中土调和，肌肉充足，则寒热邪气自除矣。夫治伤中则可以补中而益气力，补虚羸则可以长肌肉而强阴，阴强则耳目聪明，气力益则身体轻健。土气有余，则不饥延年。"故山药归属土性药。

肉苁蓉

《本经》原文："肉松容味甘，微温。主五劳七伤，补中，除茎中寒热痛，养五脏，强阴，益精气，多子，妇人癥瘕。久服轻身。生山谷。"

【解读】肉苁蓉又叫肉松容，徐灵胎曰："是马精落地所生，后有此种则蔓延者也。味甘，微温。主五劳七伤，补中，补诸精虚之证。除茎中寒热痛，茎中者，精之道路也。精虚则有此痛，补精则其病自已矣。养五脏，强阴，益精气，多子，五脏各有精，精足则阴足，而肾者又藏精之所也，精足则多子矣。妇人癥瘕，精充则邪气消，且咸能软坚也。久服轻身，精足之功。此以形质为治也。苁蓉象人之阴而滋润黏腻，故能治前阴诸疾而补精气。如地黄色质象血，则补血也。"可见，肉苁蓉主滋养阴精，此乃土性药物之性德，故属土性药。

五味子

《本经》原文："五味子味酸，温。主益气，咳逆上气，劳伤羸瘦，补不足，强阴，益男子精。一名会及。生山谷。"

【解读】五味子味酸，温。主益气，咳逆上气，咳逆上气之病位总关于上焦心肺，益气则主上气；劳伤羸瘦，补不足，强阴，益男子精，滋阴益精而补不足。所以五味子主滋养精气，属于土性药。

白及

《本经》原文："白及味苦，平。主痈肿，恶疮，败疽，伤阴，死肌，胃中邪气，贼风鬼击，痱缓不收。一名甘根，一名连及草。生川谷。"

【解读】徐灵胎曰："味苦，平。主痈肿，恶疮，败疽，伤阴，死肌，解毒生肌。胃中邪气，养胃驱邪。贼风鬼击，痱缓不收，和筋逐风。此以质为治，白及气味冲淡和平，而体质滑润又极黏腻。入于筋骨之中，能和柔滋养，与正气相调，则微自退也。"可见，白及能甘润滋养肌肉，属于土性药。

桑寄生

《本经》原文："桑上寄生味苦，平。主腰痛，小儿背强，痈肿，安胎，充肌肤，坚发齿，长须眉。其实，明目，轻身通神。一名寄屑，一名寓木，一名宛童。生山谷。"

【解读】桑寄生又叫桑上寄生，味苦，平。主腰痛，小儿背强，安胎，益精气也；充肌肤，坚发齿，长须眉，濡养精血而肌肤须发得养。可见，桑寄生补益精气，濡养肌肤，属于土性药。

女贞子

《本经》原文："女贞实味苦，平。主补中，安五脏，养精神，除百疾。久服肥健，轻身不老。生山谷。"

【解读】女贞子又叫女贞实，味苦，平。主补中，安五脏，养精神，除百疾，乃补益精气所致；久服肥健，轻身不老，久服充肌肤、令人肥健，而正气足则邪气自消而轻身不老。可见，女贞子滋阴养精，属于土性药。

皂荚

《本经》原文："皂荚味辛、咸，温。主风痹死肌，邪气，风头泪出。利九窍，杀精物。生川谷。"

【解读】皂荚味辛、咸，温。主风痹死肌，邪气，乃主治肌肉中邪气；风头泪出，明目也，作用于上；利九窍，杀精物，九窍通利，邪有去路。可见，皂荚主肌肉邪气，常用于祛风痰邪气、肌肉痛毒，当属于土性药。

阿胶

《本经》原文："阿胶味甘，平。主心腹内崩，劳极洒洒如疟状，腰腹痛，四肢酸疼，女子下血，安胎。久服轻身益气。一名传致胶。"

【解读】徐灵胎曰："阿胶味甘，平。主心腹内崩，血脱之疾。劳极洒洒如疟状，劳倦则脾伤而血亏，此肝脾之寒热，故如疟也。腰腹痛，四肢酸疼，血枯之疾。女子下血，安胎，养血则血自止而胎安。久服轻身益气，补血则气亦充。"可见，阿胶主滋养精血，属于土性药。

当归

《本经》原文："当归味甘，温。主咳逆上气，温疟，寒热，洗在皮肤中，妇人漏下绝子，诸恶疮疡，金疮。煮饮之。一名乾归。生川谷。"

【解读】当归味甘，温。主咳逆上气，温肺气也；温疟，寒热，洗在皮肤中，谓祛肌肤寒热邪气也；妇人漏下绝子，乃妇人少精血而绝子；诸恶疮疡，金疮，乃祛肌肤邪气。当归乃补血、养血佳品，与黄芪同用相得益彰，乃气血双补，此二药同属于土性药。

白鲜皮

《本经》原文："白鲜皮味苦，寒。主头风，黄疸，咳逆，淋沥，女子阴中肿痛，湿痹死肌，不可屈伸，起止行步。生川谷。"

【解读】白鲜皮味苦，寒。主头风，咳逆，作用于上；黄疸，淋沥，女子阴中肿痛，兼能利湿通利，此乃升清降浊；湿痹死肌，不可屈伸，起止行步，能祛肌肉邪气，长肌肉也。可见，白鲜皮升清降浊，祛肌肉皮肤湿邪之气，属于土性药。

胡麻

《本经》原文："胡麻味甘，平，无毒。主伤中虚羸，补五内，益气力，长肌肉，填脑髓。久服轻身不老。叶名青蘘，一名巨胜。生川谷。"

【解读】胡麻味甘，平，无毒。主伤中虚羸，补五内，益气力，长肌肉，填脑髓，滋养精血，此乃滋阴通利，如增液舟行之理也，可用于润燥通便；久服轻身不老，正气充足则邪乃去，乃轻身不老。可见，胡麻滋阴甘润，属于土性药。

五加皮

《本经》原文："五加皮味辛，温。主心腹疝气，腹痛，益气疗躄，小儿不能行，疽疮阴蚀。一名豺漆。"

【解读】五加皮味辛，温。主心腹疝气，腹痛，益气疗躄，小儿不能行，乃补气也，作用同黄芪；疽疮阴蚀，乃祛肌肤邪气。可见，五加皮补益精气，先天不足时当补益后天之气，属于土性药。

乌梅

《本经》原文："梅实味酸，平。主下气，除热，烦满，安心，肢体痛，偏枯不仁，死肌，去青黑志，恶疾。生川谷。"

【解读】乌梅又叫梅实，味酸，平。主下气，除热，烦满，安心，邪热之气上逆则烦满，邪热之气下降则心安；肢体痛，偏枯不仁，死肌，肌肉失养则偏枯不仁；去青黑志，恶疾，乃祛恶肉邪气也。可见，乌梅能安心，滋养肌肉，主肌肉痿废不用，属于土性药。

鹿角胶

《本经》原文："白胶味甘，平。主伤中劳绝，腰痛，羸瘦，补中益气，妇人血闭无子，止痛安胎。久服轻身延年。一名鹿角胶。"

【解读】鹿角胶又叫白胶，味甘，平，温阳益精血。主伤中劳绝，腰痛，羸瘦：鹿角胶补益精气、填补精血，故能治三种劳绝，伤中就是中气受损，病者大病或外伤手术后都可能伤中，腰痛，羸瘦，要补中益气；妇人血闭无子，止痛安胎：妇人血闭无子、滑胎等根本为精血不足，鹿角胶填精补髓，可治妇人血闭无子及补胎、安胎。可见，鹿角胶补益精血，属于土性药。

（三）金性药

◎所入经络：厥阴经络。

◎性德：变革、分解、攻坚。

◎神农药物功效描述：利血气、主金疮、续断伤、血闭、癥瘕、疏肝和血。

◎代表药物：芍药、丹参、黄芩、独活、卷柏、蒲黄、王不留行、续断、茜根、地榆、黄柏、桃仁、苦杏仁、鳖甲、附子、大黄、玄参、水蛭、乌贼鱼骨、干地黄。

芍药

《本经》原文："芍药味苦，平。主邪气腹痛，除血痹，破坚积，寒热，疝瘕，止痛，利小便，益气。生川谷及丘陵。"

【解读】芍药味苦，平。芍药是赤芍与白芍的总称。主邪气腹痛，邪在下焦；除血痹，和血活血也；破坚积，寒热，疝瘕，止痛，活血破坚攻坚，通则不痛也；利小便，活血乃能利小便，二者同源；益气，血气通利，补益正气。可见，芍药和血活血，攻坚破坚，乃金性药之代表。

丹参

《本经》原文："丹参味苦，微寒。主心腹邪气，肠鸣幽幽如走水，寒热积聚，破癥除瘕，止烦满，益气。一名却蝉草。生山谷。"

【解读】丹参味苦，微寒。主心腹邪气，肠鸣幽幽如走水，寒热积聚，病位主要在腹部，可祛心腹邪气积聚；破癥除瘕，乃攻坚散坚也；止烦满，益气，祛邪气乃得正气。可见，丹参活血散瘀，属于金性药之代表。

黄芩

《本经》原文："黄芩味苦，平。主诸热，黄疸，肠澼，泄利，逐水，下血闭，恶疮疽蚀，火疡。一名腐肠。生川谷。"

【解读】黄芩味苦，平。主诸热，黄疸，肠澼，泄利，逐水，即为主大肠湿热邪气，病位在下；下血闭，利血气，入血分也；恶疮疽蚀，火疡，清利下焦湿热。可见，黄芩通利下焦湿热瘀血，属于金性药。

独活

《本经》原文："独活味苦，平。主风寒所击，金疮止痛，贲豚，痫痓，女子疝瘕。久服轻身耐老。一名羌活，一名羌青，一名护羌使者。生川谷。"

【解读】独活味苦，平。主风寒所击，金疮止痛，金疮者，乃金器所伤，病位入里较深；贲豚、痫痓、女子疝瘕，乃气血不通所致，独活可散坚活血，祛血分邪气，可用于风湿痹证，所谓血行风自灭；久服轻身耐老，气血通利则轻身耐老。可见，独活主金疮风湿痹痛，活血息风，属于金性药。

卷柏

《本经》原文："卷柏味辛，温。生山谷。主五脏邪气，女子阴中寒热痛，癥瘕，血闭绝子。久服轻身，和颜色。一名万岁。生山谷石间。"

【解读】卷柏味辛，温。主五脏邪气，女子阴中寒热痛，癥瘕，血闭绝子，可见其主下焦瘀血邪气，具有清利下焦湿热瘀血的功效，能通经祛下焦寒热而治疗妇科疾病。卷柏清利血分寒热，属于金性药。

蒲黄

《本经》原文："蒲黄味甘，平。主心、腹、膀胱寒热，利小便，止血，消瘀血。久服，轻身，益气力，延年，神仙。生池泽。"

【解读】蒲黄味甘，平。主心、腹、膀胱寒热，利小便，止血，消瘀血，如是功效皆因活血散瘀之表现；久服，轻身，益气力，延年，神仙，乃气血通利之表现。可见，蒲黄活血散瘀，属于金性药。

王不留行

《本经》原文："王不留行味苦，平。主金疮，止血逐痛，出刺，除风痹内寒。久服轻身耐老，增寿。生山谷。"

【解读】王不留行味苦，平。主金疮，止血逐痛，出刺，祛血中寒热；除风痹内寒，乃风寒入里也，活血则祛风除痹；久服轻身耐老，增寿，为气血通利也。王不留行能通经化瘀，在于其入血活血，属于金性药。

续断

《本经》原文："续断味苦，微温。主伤寒，补不足，金疮痈伤，折跌，续筋骨，妇人乳难。久服益气力。一名龙豆，一名属折。生山谷。"

【解读】续断味苦，微温。主伤寒，补不足，金疮痈伤，折跌，续筋骨，续断，顾名思义，能续断伤也，主筋骨寒热，病位在里，邪气寒热在筋骨，补不足乃邪去正复；妇人乳难，妇人乳汁为精气所化，血行则乳通；久服益气力。续断可治风湿痹痛也在于其祛筋骨血液中之邪气，活血化瘀生新也。可见，续断主金疮，续断伤，属于金性药。

茜根

《本经》原文："茜根味苦，寒。主寒湿风痹，黄疸，补中。生山谷。"

【解读】茜根味苦，寒。主寒湿风痹，黄疸，乃清利下焦湿热，茜根能止妇女崩漏，乃在于其能入血分，清血分寒热；补中，乃止血活血的结果。可见，茜根凉血止血，清里热，属于金性药。

地榆

《本经》原文："地榆味苦，微寒。主妇人乳痓痛，七伤带下病，止痛，除恶肉，止汗，疗金疮。生山谷。"

【解读】地榆味苦，微寒。地榆的功效特点是凉血止血、清大肠湿热，地榆作用于下焦，入血中，清血分寒热；主妇人乳痓痛，活血则乳通也；七伤带下病，湿热下注也；除恶肉，止汗，疗金疮，活血生新也。可见，地榆入血分，作用于下焦，当属于金性药。

黄柏

《本经》原文："檗木味苦，寒。主五脏、肠胃中结气热、黄疸、肠痔、止泄痢、女子漏下赤白、阴阳蚀疮。一名檀桓。生山谷。"

【解读】黄柏就是檗木，味苦，寒。主五脏、肠胃中结气热，主清热利湿也；黄疸、肠痔、止泄痢、女子漏下赤白、阴阳蚀疮，作用于下焦也，一般认为黄柏能清利下焦湿热。可见，黄柏清利肠胃湿热，尤其是大肠热，故属于金性药。

桃仁

《本经》原文："桃核仁味苦，平。主瘀血、血闭、癥瘕、邪气，杀小虫。桃花，杀注恶鬼，令人好颜色。桃凫，微温，主杀百鬼精物。桃毛，主下血瘕、寒热积聚、无子。桃蠹，杀鬼邪恶不祥。生山谷。"

【解读】桃仁即桃核仁，徐灵胎曰："桃核仁味苦甘平。主瘀血，血闭，癥瘕，邪气，凡血滞之疾皆除之。杀小虫，败血所生之虫。桃得三月春和之气以生，而花色最鲜明似血，故凡血郁血结之疾，不能调和畅达者，此能入于其中而和之、散之。然其生血之功少，而去瘀之功多者，何也？盖桃核本非血类，故不能有所补益。若癥瘕皆已败之，血非生气不能流通，桃之生气，皆在于仁，而味苦又能开泄，故能逐旧而不伤新也。"可见，桃仁活血通经，祛瘀生新，当属于金性药。

苦杏仁

《本经》原文："杏核仁味甘，温。主咳逆上气，雷鸣，喉痹下气，产乳，金疮，寒心，贲豚。生川谷。"

【解读】苦杏仁即杏核仁，味甘，温。主咳逆上气，雷鸣，喉痹下气，苦杏仁主咳嗽能下气，"下气"二字，也足以尽其功用，雷鸣者，邪在大肠，喉痹者，邪结于咽喉，苦杏仁祛大肠结气，自然腑气得通而下气，利咽喉为下气的结果；产乳，金疮，散结生新也；寒心，贲豚，乃温通之效也。总之，苦杏仁主下气、金疮、通乳，属于金性药。

鳖甲

《本经》原文："鳖甲味咸，平。主心腹癥瘕坚积，寒热，去痞息肉，阴蚀，痔，恶肉。生池泽。"

【解读】鳖甲味咸，平。鳖甲攻坚散结、重镇潜阳，作用在下，主心腹癥瘕坚积，寒热，乃其攻坚散结的结果；去痞息肉，阴蚀，痔，恶肉，则去旧生新。鳖甲攻坚散结，犹如利剑，分解坚固邪气，故鳖甲当属于金性药。

附子

《本经》原文："附子味辛，温。主风寒咳逆邪气，温中，金疮，破癥坚积聚，血瘕，寒湿踒躄拘挛，膝痛不能行步。生山谷。"

【解读】徐灵胎曰："附子味辛，温。主风寒咳逆邪气，寒邪逆在上焦。温中，除中焦之寒。金疮，血肉得暖而合。破癥坚积聚，血瘕，寒气凝结，血滞于中，得热乃行也。寒湿踒躄拘挛，膝痛不能行步，此寒邪之在下焦筋骨间者。凡有毒之药，性寒者少，性热者多。寒性和缓，热性峻速，入于血气之中，刚暴驳烈，性发不支，脏腑娇柔之物，岂能无害？故须审慎用之。但热之有毒者，速而易见；而寒之有毒者，缓而难察，尤所当慎也。"附子味辛，性温，散下焦寒气，故温中、主金疮、破癥坚积聚、血瘕，辛温能散下焦寒邪，腑气通则咳逆止；下焦寒邪则蹲躄拘挛、膝痛不能行走。总之，附子辛温通利攻坚，散下焦寒邪，属于金性药。

大黄

《本经》原文："大黄味苦，寒。主下瘀血，血闭，寒热，破癥瘕积聚，留饮宿食，荡涤肠胃，推陈致新，通利水谷，调中化食，安和五脏。生山谷。"

【解读】大黄味苦，寒。大黄之所以为"大"在于其活血化瘀、推陈致新。主下瘀血，血闭，活血也；寒热，破癥瘕积聚，祛陈旧浊气积聚；留饮宿食，荡涤肠胃，推陈致新，如此功效皆因其泻下通大肠而得以实现；通利水谷，调中化食，安和五脏，气血通利自然水谷通利、调中化食、安和五脏。大黄作用在下，活血化瘀、推陈致新，故属于金性药。

玄参

《本经》原文："玄参味苦，微寒，无毒。主腹中寒热积聚，女子产乳余疾。补肾气，令人目明。一名重台。生川谷。"

【解读】徐灵胎曰："味苦，微寒。主腹中寒热积聚，皆火气凝结之疾。女子产乳余疾，产后血亏，冲脉之火易动。清血中之火，则诸疾平矣。补肾气，令人目明，除阴分之火，则头目清明矣。"玄参滋阴清热、解毒散结。主腹中寒热积聚，邪在下焦，故曰补肾气；祛邪生新，故主女子产乳余疾。故玄参属于金性药。

水蛭

《本经》原文："水蛭味咸，平。主逐恶血，瘀血，月闭，破血瘕积聚，无子，利水道。生池泽。"

【解读】徐灵胎曰："水蛭味咸，平。主逐恶血，瘀血，月闭，破血瘕积聚，诸败血结滞之疾皆能除之。无子，恶血留于子宫则难孕。利水道，水蛭生于水中故也。凡人身瘀血方阻，尚有生气者易治，阻之久，则无生气而难治。盖血既离经，与正气全不相属，投之轻药，则拒而不纳，药过峻，又反能伤未败之血，故治之极难。水蛭最喜食人之血，而性又迟缓善入，迟缓则生血不伤，善入则坚积易破，借其力以攻积久之滞，自有利而无害也。"可见，水蛭活血化瘀、破血生新，属于金性药。

乌贼鱼骨

《本经》原文："乌贼鱼骨味咸，微温。主女子漏下，赤白经汁，血闭，阴蚀肿痛，寒热癥瘕，无子。生池泽。"

【解读】乌贼鱼骨味咸，微温。主女子漏下，赤白经汁，祛下焦邪气；血闭，能活血化瘀；阴蚀肿痛，寒热癥瘕，散结气生新也；主无子，乃活血通经之效。乌贼鱼骨能活血止血、散瘀生新，故属于金性药。

干地黄

《本经》原文："干地黄味甘，寒。主折跌绝筋，伤中，逐血痹，填骨髓，长肌肉。作汤，除寒热积聚，除痹。生者尤良。一名地髓。生川泽。"

【解读】干地黄味甘，寒。主折跌绝筋，伤中，逐血痹，谓其活血生新；填骨髓，长肌肉，谓其滋阴补血、填精补骨髓；除寒热积聚，除痹，即是活血补血、滋阴除痹。因此，干地黄活血、补血、凉血，属于金性药。

（四）石性药

◎所入经络：少阴经络。

◎性德：坚固、稳定、辟邪。

◎神农药物功效描述：主惊悸、治癫痫、安神定志、解毒辟邪气不祥。

◎代表药物：木香、升麻、蝉蜕、龙胆、天麻、蛇床子、徐长卿、龙骨、白薇、防己、牡丹皮、猪苓、露蜂房、代赭石、麝香、白头翁、重楼、贯众、蜈蚣、地龙。

木香

《本经》原文："木香味辛，温。主邪气，辟毒疫温鬼，强志，主淋露。久服不梦寤魇寐。生山谷。"

【解读】木香味辛，温。主邪气，辟毒疫温鬼，强志，木香芳香辟秽、辟不祥也，邪去正复则志强；主淋露，祛下焦秽邪之气也；久服不梦寤魇寐，乃辟邪气之结果。总之，木香气极芳烈，能除邪秽不祥，能治疗精神疾病之情绪低落，甚至神志不清、谵妄、躁狂等精神失常，故属于石性药代表。

升麻

《本经》原文："升麻味甘，平。主解百毒，杀百精老物殃鬼，辟温疫、瘴邪、蛊毒。久服不夭，轻身长年。一名周升麻。生山谷。"

【解读】升麻味甘，平。主解百毒，能解诸毒气；杀百精老物殃鬼，辟温疫、瘴邪、蛊毒，辟不祥之气也；久服不夭，轻身长年，邪气去则不知天，轻身长年。升麻解毒，辟邪气不祥，为石性药物代表。

蝉蜕

《本经》原文："蚱蝉味咸，寒。主小儿惊痫，夜啼，癫病，寒热。生杨柳上。"

【解读】蝉蜕又叫蚱蝉，味咸，寒。主小儿惊痫，夜啼，癫病，乃小儿惊悸、惊风也，小儿娇嫩易感外邪不祥，蝉蜕为儿科圣药，能治小儿诸疾，其理在于蝉蜕祛风辟不祥；寒热者，蝉蜕疏风散热也。由此可见，蝉蜕驱内外不祥之风，属于石性药。

龙胆

《本经》原文："龙胆味苦涩。主骨间寒热，惊痫，邪气，续绝伤，定五脏，杀蛊毒。久服益智不忘，轻身耐老。一名陵游。生山谷。"

【解读】龙胆味苦涩。主骨间寒热，骨者属里也，属于下焦肝肾，龙胆除下焦寒热；惊痫，邪气，不祥之气也；续绝伤，定五脏，除骨间寒热便可续断伤、定五脏之气；杀蛊毒，即解毒气；久服益智不忘，轻身耐老，秽气、不祥之气已除则益智不忘、轻身耐老。故龙胆入骨间，利下焦肝肾邪热之气，属于石性药。

天麻

《本经》原文："赤箭味辛，温。主杀鬼精物，蛊毒恶气。久服益气力，长阴，肥健，轻身，增年。一名离母，一名鬼督邮。生川谷。"

【解读】赤箭即天麻也，味辛，温。主杀鬼精物，蛊毒恶气，辟邪气不祥；久服益气力，长阴，肥健，乃能补下焦肝肾之气则长阴、益气肥健。天麻可治头风，实为内风也，即肝肾亏虚而内风动。天麻辟不祥，主动风，为石性药。

蛇床子

《本经》原文："蛇床子味苦，平。主妇人阴中肿痛，男子阴痿，湿痒，除痹气，利关节，癫痫，恶疮。久服轻身。一名蛇米。生川谷及田野。"

【解读】徐灵胎曰："蛇床子味苦，平。主妇人阴中肿痛，男子阴痿，湿痒，皆下体湿毒之病。除痹气，利关节，除湿痰在筋骨之证。癫痫，除湿痰在心之证。恶疮，亦湿毒所生。久服轻身，湿去则身轻。蛇床生阴湿卑下之地，而芬芳燥烈，不受阴湿之气，故入于人身，亦能于下焦湿气所归之处，逐其邪而补其正也。"蛇床子清下焦湿热不祥之气，属于石性药。

徐长卿

《本经》原文："徐长卿味辛，温。主鬼物，百精，蛊毒，疫疾，邪恶气，温疟。久服强悍轻身。一名鬼督邮。生山谷。"

【解读】徐长卿味辛，温。主鬼物，百精，蛊毒，疫疾，邪恶气，温疟，辟不祥之气也；久服强悍轻身，强悍乃强志之甚者，邪气除则轻身。本品主疫疾，邪恶气，温疟，有辟秽作用，故古人用其辟瘟疫；徐长卿更能祛风邪之气而治疗风湿诸痹痛，乃其驱邪风之效果也，属于石性药。

龙骨

《本经》原文："龙骨味甘，平。主心腹，鬼痊，精物老魅，咳逆，泄痢脓血，女子漏下，癥瘕坚结，小儿热气惊痫。齿，主小儿、大人惊痫，癫疾狂走，心下结气，不能喘息，诸痉，杀精物。久服轻身，通神明，延年。生山谷。"

【解读】龙骨味甘，平。主心腹，鬼痊，精物老魅，乃心腹间邪气不祥也；咳逆，邪气上逆也；泄痢脓血，女子漏下，为邪在下焦，主下焦邪气；癥瘕坚结，能软坚散结也；小儿热气惊痫，小儿脏器娇嫩，易感邪气动风，龙骨可重镇祛风辟不祥。龙齿，主小儿、大人惊痫，癫疾狂走，此皆为神志不清也，实为邪气不祥所感；心下结气，不能喘息，邪气上逆也；诸痉，杀精物，为辟邪气。总之，龙骨重镇安神、散结降逆，属于石性药。

白薇

《本经》原文："白薇味苦，平。主暴中风，身热，肢满，忽忽不知人，狂惑，邪气，寒热酸疼，温疟洗洗，发作有时。生川谷。"

【解读】白薇味苦，平。主暴中风，身热，肢满，忽忽不知人，此为热甚动风的表现；邪气，寒热酸疼，温疟洗洗，发作有时，邪热甚，入血动风则温疟洗洗、发作有时、忽忽不知人等。白薇清热解毒、凉血退虚热，主邪在下焦、血分动风之象，为石性药。

防己

《本经》原文："防己味辛，平。主风寒温疟，热气诸痫，除邪，利大小便。一名解离。生川谷。"

【解读】防己味辛，平。主风寒温疟，热气诸痫，除邪，利大小便，可见，防己可除邪气、定痫、利大小便。一般认为防己是祛风、利水、止痛药物，《本经》指出本药还有除邪气、解毒作用，主治感内外邪风、动风之诸多表现。防己除邪气，祛风利湿，风去湿自利，当属于石性药。

牡丹皮

《本经》原文："牡丹味辛，寒。主寒热，中风，瘈疭，痉，惊痫，邪气，除癥坚，瘀血留舍肠胃，安五脏，疗痈疮。一名鹿韭，一名鼠姑。生山谷。"

【解读】牡丹即指牡丹皮，味辛，寒。中风，瘈疭，痉，惊痫，邪气，主诸邪气；除癥坚，软坚散结也；瘀血留舍肠胃，实指大肠瘀血邪热也，病位在下焦入血分；安五脏，邪气去则安；疗痈疮，解毒气瘀血也。牡丹皮清血分邪热，邪甚风动，病位在下焦，属于石性药。

猪苓

《本经》原文："猪苓味甘，平。主痎疟，解毒蛊疰不祥，利水道。久服轻身耐老。一名猳猪屎。生山谷。"

【解读】猪苓味甘，平。主痎疟，解毒蛊疰不祥，即解毒辟不祥之气也；利水道，邪气不祥从小便出。故猪苓利水解毒、辟不祥气，属于石性药。

露蜂房

《本经》原文："露蜂房味苦，平。主惊痫，瘛疭，寒热邪气，癫疾，鬼精，蛊毒，肠痔。火熬之，良。一名蜂肠。生山谷。"

【解读】露蜂房味苦，平。主惊痫，瘛疭，寒热邪气，癫疾，鬼精，可用"辟邪气"概括；肠痔，则邪在下焦也。露蜂房攻毒杀虫、祛风止痛，常用于治疗风湿痹痛，露蜂房有除风作用，除风包括祛风与息风，《本经》所指之惊痫、瘛疭、寒热邪气、癫疾、鬼精等其实就是动风的表现，皆为感邪气不祥，中医把诸多神志不清、癫痫、瘛疭等病都归为风证，而石性药皆可除邪气不祥，具有息风作用。可见，露蜂房属于石性药。

代赭石

《本经》原文："代赭石味苦，寒。主鬼疰，贼风，蛊毒，杀精物恶鬼，腹中毒，邪气，女子赤沃漏下。一名须丸。生山谷。"

【解读】代赭石味苦，寒。主鬼疰，贼风，蛊毒，杀精物恶鬼，即除邪气、重镇息风也；腹中毒，邪气，女子赤沃漏下，病位在下焦肝肾。所以，代赭石除邪气安神、重镇息风，属于石性药。

麝香

《本经》原文:"麝香味辛,温。主辟恶气,杀鬼精物,温疟,蛊毒,痫痉,去三虫。久服除邪,不梦寤魇寐。生川谷。"

【解读】麝香味辛,温。主辟恶气,香气盛则秽气除。杀鬼精物,香能胜邪。可见,麝香芳香辟秽、辟邪开窍,当属于石性药。

白头翁

《本经》原文:"白头翁味苦,温。主温疟,狂易寒热,癥瘕积聚,瘿气,逐血,止痛,疗金疮。一名野丈人,一名胡王使者。生川谷。"

【解读】白头翁味苦,温。主温疟,狂易寒热,癥瘕积聚,主寒热邪气积聚,温疟,狂易动风之象也;瘿气,气血结聚也;逐血,止痛,疗金疮,破血生新也,息风定能活血、和血气。可见,白头翁息风活血散结,能除下焦大肠毒气、邪热痢疾,属于石性药。

蚤休(重楼)

《本经》原文:"蚤休味苦,微寒。主惊痫,摇头弄舌,热气在腹中,癫疾,痈疮,阴蚀,下三虫,去蛇毒。一名蚩休。生川谷。"

【解读】蚤休味苦,微寒。主惊痫,摇头弄舌,热气在腹中,癫疾,痈疮,阴蚀,邪热之气位于下焦腹中,致使惊痫、癫疾;下三虫,去蛇毒,祛邪毒不祥之气。可见,蚤休清热解毒、辟邪驱虫,属于石性药物。

贯众

《本经》原文:"贯众味苦,微寒。主腹中邪热气,诸毒,杀三虫。一名贯节,一名贯渠,一名百头,一名虎卷,一名扁符。生山谷。"

【解读】贯众味苦，微寒。主腹中邪热气，诸毒，杀三虫，其功效作用与重楼相似，皆可解腹中邪毒之气，属于石性药。

蜈蚣

《本经》原文："蜈蚣味辛，温。主鬼疰，蛊毒，啖诸蛇、虫、鱼毒，杀鬼物老精，温疟，去三虫。生川谷。"

【解读】蜈蚣味辛，温。主鬼疰，蛊毒，啖诸蛇、虫、鱼毒，杀鬼物老精，温疟，皆邪毒之气所致，谓蜈蚣可解毒、辟邪气、息风痉诸疾，息风者活血通络在其中。属于石性药。

地龙

《本经》原文："蚯蚓味咸，寒。主蛇瘕，去三虫，伏尸，鬼疰，蛊毒，杀长虫。仍自化作水。生平土。"

【解读】蚯蚓又名地龙，味咸，寒。主蛇瘕，去三虫，伏尸，鬼疰，蛊毒，杀长虫，主息风通络，药用功效与蜈蚣相似，故属于石性药。

（五）木性药

◎所入经络：少阳经络。

◎性德：交换、平等、疏导。

◎神农药物功效描述：主心下结气、散结、破气、积聚、瘰疬、散瘿结气。

◎代表药物：茯苓、枳实、桂枝、麦冬、山茱萸、陈皮、柴胡、紫菀、海藻、荆芥、海蛤、半夏、射干、连翘、夏枯草、旋覆花、葶苈子、百合、大枣、桔梗。

茯苓

《本经》原文："茯苓味甘，平。主胸胁逆气，忧恚，惊邪，恐悸，心下结痛，寒热烦满，咳逆，口焦舌干，利小便。久服安魂养神，不饥，延年。一名茯菟。生山谷。"

【解读】茯苓味甘，平。主胸胁逆气，忧恚，惊邪，恐悸，心下结痛，寒热烦满：茯苓主心下结气，其病位在中焦，中焦气结则烦满、忧恚、惊邪、恐悸，茯苓益气散结而烦满止；咳逆，口焦舌干，利小便：茯苓益气散结利小便，结气散则水精四布，下通水道，上达口舌，气疏则逆气降；久服安魂养神，不饥，延年：皆气运畅通也。可见，茯苓益气散结气，疏导气机，为木性药代表。

枳实

《本经》原文："枳实味苦，寒。主大风在皮肤中，如麻豆苦痒，除寒热结，止利。长肌肉，利五脏，益气轻身。生川泽。"

【解读】枳实味苦，寒。主大风在皮肤中，如麻豆苦痒，除寒热结，止利：枳实主宽胸下气、破气散结，热结皮肤则皮肤中如麻豆苦痒，热结中焦则浊气不下，热结旁流则下利不止，枳实和胃散结，其畅通则下利止；长肌肉，利五脏，益气轻身：中焦气机和，则正气上行而长肌肉、益气轻身。可见，枳实入中焦，散结破气，当属于木性药。

桂枝

《本经》原文："牡桂味辛，温。主上气咳逆，结气喉痹吐吸，利关节，补中益气。久服通神，轻身不老。生山谷。"

【解读】牡桂即桂枝也，味辛，温。主上气咳逆，结气喉痹吐吸：中焦气结则气逆于上，散结气则逆气降；利关节：中焦之气足则关节自利；补中益气，轻身不老：结气散则气机畅通，气通畅则为补益。可见，桂枝主结气，温通关节，当属于木性药。

麦冬

《本经》原文："麦门冬味甘，平。主心腹结气，伤中伤饱，胃络脉绝，羸瘦短气。久服轻身，不老，不饥。生川谷及堤坂。"

【解读】麦冬即麦门冬，徐灵胎曰："味甘，平。主心腹结气，解枯燥之结气。伤中伤饱，胃络脉绝，补续胃中之阴气。羸瘦短气，补胃则生肌，清火则益气。久服轻身，不老，不饥，后天足则体健而能耐饥也。麦冬甘平滋润，为纯补胃阴之药。后人以为肺药者，盖土能生金，肺气全恃胃阴以生。胃气润肺，自资其益也。"麦冬主心腹结气，能散结和胃，补益中焦之气，当属于木性药。

山茱萸

《本经》原文："山茱萸味酸，无毒。主心下邪气，寒热，温中，逐寒湿痹，去三虫。久服轻身。一名蜀枣。生山谷。"

【解读】山茱萸味酸，无毒，温中养神。主心下邪气，寒热，温中：心下指胃脘，山茱萸入中焦胃，温胃温中；逐寒湿痹：温中则胃气足也，胃气足则水湿得利，痹痛自除；去三虫，久服轻身：正复则邪去。可见，山茱萸补益中焦胃气，属于木性药。

陈皮

《本经》原文："橘柚味辛，温。主胸中瘕热逆气，利水谷。久服去臭，下气，通神。一名橘皮。生川谷。"

【解读】陈皮即橘柚，味辛，温。主胸中瘕热逆气，利水谷：陈皮行气降逆，主胸中瘕热逆气，气畅通则利水谷；久服去臭，下气，通神：为气机和畅的表现。陈皮和胃行气、散结降逆的功效与枳实相似，属于木性药。

柴胡

《本经》原文："茈胡味苦，平。主心腹肠胃中结气，饮食积聚，寒热邪气，推陈致新。久服轻身，明目，益精。一名地熏。生川谷。"

【解读】柴胡即茈胡，味苦，平。主心腹肠胃中结气，饮食积聚，寒热邪气，推陈致新：柴胡作用于中焦肠胃，散结气，和胃气，推陈致新，而大黄也有推陈致新的作用，二者的区别是，柴胡散胃中结气而推陈致新，大黄活血化瘀而推陈致新，前者散中焦之气，后者通下焦之血。所以，柴胡和胃散结气，属于木性药。

紫菀

《本经》原文："紫菀味苦，温。主咳逆上气，胸中寒热结气，去蛊毒，痿蹶，安五脏。生山谷。"

【解读】紫菀味苦，温。主咳逆上气，胸中寒热结气：畅通胸中结气则上逆之气自降；去蛊毒，痿蹶，安五脏：蛊毒，邪气也，痿蹶，即肢体麻木不仁、痿废无力，紫菀能散胸中结气，畅顺气机，邪气降则正气升，而肌肉得以营养，则可治痿废而安五脏。可见，紫菀下气散结，属于木性药。

海藻

《本经》原文："海藻味苦，寒。主瘿瘤气，颈下核，破散结气，痈肿，癥瘕，坚气，腹中上下鸣，下十二水肿。一名落首。生池泽。"

【解读】海藻味苦，寒。主瘿瘤气，颈下核，破散结气：

海藻破气散结可治瘿瘤气、颈下核；痈肿，癥瘕：海藻消痈散结而治疗痈肿、癥瘕；坚气，腹中上下鸣：主坚气，即散坚结，气结而气不通畅则腹中上下鸣；下十二水肿：海藻生于海中，能利水散结也。可见，海藻消痈散结，属于木性药。

荆芥

《本经》原文："假苏味辛，温。主寒热，鼠瘘，瘰疬，生疮，破结聚气，下瘀血，除湿痹。一名鼠蓂。生川泽。"

【解读】荆芥即假苏，味辛，温。主寒热，鼠瘘，瘰疬，生疮，破结聚气：主寒热即可解表散风寒，破结聚气即可治疗鼠瘘、瘰疬、生疮，说明荆芥解表散结；下瘀血，除湿痹：荆芥解表祛风即可除湿痹、下瘀血。可见，荆芥解表散结，属于木性药。

海蛤

《本经》原文："海蛤味苦，平。主咳逆上气，喘息，烦满，胸痛，寒热。一名魁蛤。生池泽。"

【解读】海蛤味苦，平。主咳逆上气，喘息，烦满，胸痛，寒热：海蛤散结化痰、降气止咳，散结气则逆气自降，气畅顺则烦满、胸痛、寒热止。所以海蛤化痰散结、止咳降逆，属于木性药。

半夏

《本经》原文："半夏味辛，平。主伤寒寒热，心下坚，下气，喉咽肿痛，头眩胸胀，咳逆，肠鸣，止汗。一名地文，一名水玉。生川谷。"

【解读】半夏味辛，平。半夏由于炮制方法不同而有法半夏、清半夏、姜半夏之分。主伤寒寒热，心下坚，下气：伤寒寒热即是外感寒热，半夏散结降气而治疗外感寒热之咳逆上

第一章 药证新说：《神农本草经》「六性」药

气；喉咽肿痛：结气咽喉则咽喉肿痛不利，散结则肿痛除；头眩胸胀，咳逆，肠鸣：中焦结气，气结于中则上见咳逆、下有肠鸣，散结气则止眩降逆、止肠鸣；止汗：表里之气结则气不相通而多汗、自汗，散结气、和表里则多汗止。可见，半夏散结下气，属于木性药。

射干

《本经》原文："射干味苦，平。主咳逆上气，喉痹，咽痛，不得消息，散结气，腹中邪逆，食饮大热。一名乌扇，一名乌蒲。生川谷。"

【解读】射干味苦，平。主咳逆上气，喉痹，咽痛，不得消息，散结气，腹中邪逆：中焦胸膈结气则上见咽喉不利、喉痹、不得消息，下见腹中邪逆，散结气则咳逆止；食饮大热：饮食停滞中焦则气结中焦而大热，散结气则热除。可见，射干主结气咳逆，利咽喉，属于木性药。

连翘

《本经》原文："连翘味苦，平。主寒热，鼠瘘，瘰疬，痈肿，恶疮，瘿瘤，结热，蛊毒。一名异翘，一名兰华，一名轵，一名三廉。生山谷。"

【解读】连翘味苦，平。主寒热：解表也；鼠瘘，瘰疬，痈肿，恶疮，瘿瘤，结热，蛊毒：诸证皆邪热郁结所表现。连翘清热解表、消痈散结，属于木性药。

夏枯草

《本经》原文："夏枯草味苦辛，寒。主寒热，瘰疬，鼠瘘，头疮，破癥，散瘿，结气，脚肿，湿痹，轻身。一名夕句，一名乃东。生川谷。"

【解读】夏枯草味苦辛，寒。主寒热：可解表也；瘰疬，鼠瘘，头疮，破癥，散瘿，结气：夏枯草辛凉，能清热消痈散结则可治疗瘰疬、鼠瘘、头疮、破癥；脚肿，湿痹：结气散则气通利而湿痹除。可见，夏枯草的功效与连翘多相似，故同属于木性药。

旋覆花

《本经》原文："旋覆花味咸，温。主结气，胁下满，惊悸，除水，去五脏间寒热，补中下气。一名金沸草，一名盛椹。生川谷。"

【解读】旋覆花味咸，温。具有消痰导饮、散结利气的作用，故主结气，胁下满由痰浊内阻、气行不畅所致。惊悸者，祛心下结气、水饮，则心神自定。待气顺惊除，则五脏调和，故寒热自愈。旋覆花散结下气，属于木性药。

葶苈子

《本经》原文："亭历味辛，寒。主癥瘕积聚，结气，饮食寒热，破坚逐邪，通利水道。一名大室，一名大适。生平泽及田野。"

【解读】葶苈子又叫亭历，味辛，寒，能下气利水饮。主癥瘕积聚，结气，饮食寒热，破坚逐邪，通利水道：葶苈子散结则破坚逐邪而散癥瘕积聚，气行则水道通利，水饮得利能散饮食寒热郁结。可见，葶苈子散结下气利水，属于木性药。

百合

《本经》原文："百合味甘，平。主邪气，腹胀心痛，利大小便，补中益气。生川谷。"

【解读】百合味甘，平，益气安神。主邪气，腹胀心痛，利大小便，补中益气：心痛，指胃脘部疼痛，《本草述》言："百合之功，在益气而兼之利气，在养正更能去邪，为渗利和中之美药。"故《本经》用其主邪气、腹胀心痛、利大小便。其言补中益气，乃指调中和胃则正气补益也。故百合和中益气，补益中焦，正气足则邪自去，中焦足则上可益气，下通利大小便。可见，百合属于木性药。

大枣

《本经》原文："大枣味甘，平。主心腹邪气，安中养脾，助十二经，平胃气，通九窍，补少气少津液，身中不足，大惊，四肢重，和百药。久服轻身长年。叶覆麻黄，能令出汗。生平泽。"

【解读】大枣味甘，平。主心腹邪气，安中养脾，助十二经，平胃气，通九窍，补少气少津液，身中不足，大惊，四肢重，和百药，说明大枣可和气安中，擅长和解，当入少阳，属于木性药。

桔梗

《本经》原文："桔梗味苦，无毒。主胸胁痛如刀刺，腹满，肠鸣幽幽，惊恐悸气。生山谷。"

【解读】桔梗味苦，无毒，利胸膈之气。主胸胁痛如刀刺，腹满，肠鸣幽幽，惊恐悸气。《本经》谓其主胸胁痛如刀刺，乃指桔梗可通利中焦胸膈气机，中焦气机通利，上则主治惊恐悸气而安神，下则利大肠而主治腹满、肠鸣幽幽。可见，桔梗主胸膈气机，属于木性药。

（六）水性药

◎所入经络：阳明经络。

◎性德：润滑、流动、向下。

◎神农药物功效描述：主湿痹、利水、通乳、主身热下气、火疮、利关节、厚肠胃、和胃气。

◎代表药物：薏苡仁、泽泻、滑石、牛膝、车前子、石斛、磁石、葛根、天花粉、瞿麦、秦艽、知母、败酱草、浮萍、泽兰、积雪草、萹蓄、茵陈、栀子、竹叶。

薏苡仁

《本经》原文："薏苡仁味甘，微寒。主筋急拘挛，不可屈伸，风湿痹，下气。久服轻身益气。其根，下三虫。一名解蠡。生平泽及田野。"

【解读】徐灵胎曰："薏苡仁味甘，微寒。主筋急拘挛，不可屈伸，风湿痹，专除阳明之湿热。下气，直达下焦。久服轻身益气，阳明气利则体强而气充也。其根，下三虫，除阳明湿热所生之虫。薏苡仁甘淡冲和，质类米谷，又体重力厚，故能补益胃气，舒筋除湿中虚，故又能通降湿热使下行。盖凡筋急痹痛等疾，皆痿证之类。《内经》治痿独取阳明，薏苡为阳明之药，故能已诸疾也。"主筋急拘挛，不可屈伸，风湿痹，下气：薏苡仁除湿痹，利关节，通水道则下气。可见，薏苡仁益胃，除湿痹，下气，属于水性药代表。

泽泻

《本经》原文："泽泻味甘，寒。主风寒湿痹，乳难，消水，养五脏，益气力，肥健。久服耳目聪明，不饥，延年，轻身，面生光，能行水上。一名水泻，一名芒芋，一名鹄泻。生池泽。"

【解读】徐灵胎曰："泽泻味甘，寒。主风寒湿痹，凡挟水气之疾，皆能除之。乳难，乳亦水类，故能通乳也。消水，使水归于膀胱。养五脏，益气力，水气除则脏安而气生也。肥健，脾恶湿，脾气燥则肌肉充而肥健也。久服耳目聪明，不饥，延年，轻身，面生光，皆涤水除湿之功。能行水上，水气尽则身轻而入水不没矣。泽泻乃通利脾胃之药，以其淡渗能利土中之水，水去则土燥而气充，脾恶湿故也。但气湿必自膀胱而出，泽泻能下达膀胱，故又为膀胱之药。"可见，泽泻利水通乳，除湿痹，属于水性药代表。

滑石

《本经》原文："滑石味甘，寒。主身热，泄澼，女子乳难，癃闭，利小便，荡胃中积聚寒热，益精气。久服轻身，耐饥，长年。生山谷。"

【解读】滑石味甘，寒，利尿通淋，清热解暑，收湿敛疮。主身热，泄澼：清热和胃，水湿自利则泄澼止；女子乳难：女子乳汁为胃气所化，和胃利湿则通乳；癃闭，利小便：利水道也；荡胃中积聚寒热：作用于胃中也，清胃中寒热邪气；益精气：和胃利水道，使湿热之邪从下排出，则清气上升，精气益。可见，滑石清热利湿，和胃通乳，属于水性药。

牛膝

《本经》原文："牛膝味苦，平。主寒湿痿痹，四肢拘挛，膝痛不可屈伸，逐血气，伤热，火烂，堕胎。久服轻身耐老。一名百倍。生川谷。"

【解读】牛膝味苦，平，活血通经，利尿通淋，引火下行。主寒湿痿痹，四肢拘挛，膝痛不可屈伸：牛膝除寒湿痹痛，利关节；逐血气，伤热，火烂：火热随水液下行则气血通利；堕胎：水性药，如薏苡仁、泽泻、滑石等大多有利水作用，通利有余，孕妇慎用。可见，牛膝清热利水，利关节，属于水性药。

车前子

《本经》原文："车前子味甘，寒，无毒。主气癃，止痛，利水道小便，除湿痹。久服轻身耐老。一名当道。生平泽。"

【解读】车前子味甘，寒，无毒，利尿通淋，渗湿止泻，明目。主气癃，止痛，利水道小便，除湿痹，久服轻身耐老：车前子味甘，寒，利尿通淋，使湿热之邪从小便出，升清降浊，上则益气明目，下则渗湿止泻，故久服轻身耐老。可见，车前子利尿通淋，属于水性药。

石斛

《本经》原文："石斛味甘，平。主伤中，除痹，下气，补五脏虚劳羸瘦，强阴。久服厚肠胃，轻身延年。一名林兰。生山谷。"

【解读】石斛味甘，平，益胃生津，滋阴清热。主伤中，除痹，下气，补五脏虚劳羸瘦，强阴，久服厚肠胃，轻身延年：石斛在中焦补益胃气，养胃除痹下气，胃为水谷之海，胃气足则五脏皆补，即可补五脏虚劳羸瘦，正气足则轻身延年。可见，石斛养胃除痹下气，为水性药。

磁石

《本经》原文："慈石味辛，寒。主周痹，风湿，肢节中痛，不可持物，洗洗酸消，除大热烦满及耳聋。一名元石。生山谷。"

【解读】磁石即慈石，味辛，寒。主周痹，风湿，肢节中痛，不可持物，洗洗酸消：磁石主湿痹，利关节；除大热烦满及耳聋：其味辛，寒，除大热，热气下行则耳聋、耳鸣解。可见，磁石清热除湿痹，利关节，属于水性药。

葛根

《本经》原文:"葛根味甘,平。主消渴,身大热,呕吐,诸痹,起阴气,解诸毒。葛谷,主下利十岁已上。一名鸡齐根。生川谷。"

【解读】葛根味甘,平,解肌退热,透疹,生津止渴,升阳止泻。主消渴,身大热,呕吐,诸痹,起阴气,解诸毒:消渴即是大热也,葛根利湿则除痹、起阴气,热气诸毒下行则呕吐止,清气上升则起阴气而解肌。可见,葛根入中焦,除热,除湿痹,降浊气升清气,属于水性药。

天花粉

《本经》原文:"栝楼根味苦,寒。主消渴,身热,烦满,大热,补虚安中,续绝伤。一名地楼。生川谷及山阴。"

【解读】天花粉即栝楼根,味苦,寒,清热泻火,生津止渴,消肿排脓。主消渴,身热,烦满,大热,补虚安中,续绝伤:清大热则主消渴,烦满除则补虚安中,续绝伤乃指热除正气复而消肿生新。可见,天花粉主消渴,清大热,属于水性药。

瞿麦

《本经》原文:"瞿麦味苦,寒。主关格,诸癃结,小便不通,出刺,决痈肿,明目去翳,破胎堕子,下闭血。一名巨句麦。生川谷。"

【解读】瞿麦味苦,寒,利尿通淋,破血通经。瞿麦味苦性寒,能清湿热、利尿通淋,故主关格、诸癃结、小便不通,通利有余则可破胎堕子、主子宫血闭。《千金要方》中写道子死腹中,以瞿麦煎浓汁服之。大概此药尚通利,虚人及孕妇慎用。所言出刺、决痈肿者,乃本品利水、破血、生肌及出肌肉中刺之作用。明目者，则是利水祛邪，升清明目也。可见，瞿麦利水道，破胎堕子，属于水性药。

秦艽

《本经》原文："秦艽味苦，平。主寒热邪气，寒湿风痹，肢节痛，下水，利小便。生山谷。"

【解读】秦艽味苦，平，祛风湿，通络止痛，退虚热，清湿热。主寒热邪气，寒湿风痹，肢节痛，下水，利小便：秦艽味苦，可清湿热、除湿痹、利关节，治疗风湿、湿热痹痛，兼可清虚热。可见，秦艽属于水性药。

知母

《本经》原文："知母味苦，寒。主消渴，热中，除邪气，肢体浮肿，下水，补不足，益气。一名蚳母，一名连母，一名野蓼，一名地参，一名水参，一名水浚，一名货母，一名蝭母。生川谷。"

【解读】知母味苦，寒，清热泻火，生津润燥。主消渴，热中，除邪气，肢体浮肿，下水，补不足、益气知母清热主消渴，利水则湿热从水出而主肢体浮肿，补不足、益气乃湿热除则正气复也，燥热去则阴气生也。可见，知母主消渴，利水道，属于水性药。

败酱草

《本经》原文："败酱味苦，平。主暴热火疮，赤气，疥瘙，疽，痔，马鞍热气。一名鹿肠。生川谷。"

【解读】败酱草味苦，平，清热解毒，消痈排脓。主暴热火疮，赤气，疥瘙，疽，痔，马鞍热气：败酱草主火热疮瘭也，故败酱草能除大热，属于水性药。

浮萍

《本经》原文："水萍味辛，寒。主暴热身痒，下水气，胜酒，长须发，止消渴。久服轻身。一名水花。生池泽。"

【解读】浮萍又叫水萍，味辛，寒，透疹止痒，利尿消肿。主暴热身痒，下水气，胜酒，长须发，止消渴：主暴热、消渴为水性药特点之一，利水主身痒、能解酒，使酒毒邪气从小便出，长须发则是热除阴生的表现，利水则轻身也。可见，浮萍主大热消渴，利水道，属于水性药。

泽兰

《本经》原文："泽兰味酸，无毒。主乳妇内衄，中风余疾，大腹水肿，身面四肢浮肿，骨节中水，金疮痈肿疮脓。一名虎兰，一名龙枣。生大泽旁。"

【解读】泽兰味酸，无毒，利水消肿，活血调经，祛瘀消痈。妇人乳汁为水谷所化，胃为水谷之海，故妇女乳疾皆属于中焦胃也，又骨节通利也有赖于水谷之气濡养，泽兰入中焦，属水性药，故通乳、利水、利关节，而金疮痈肿疮脓，乃水利则气行而祛瘀生新也。所以，泽兰属水性药。

积雪草

《本经》原文："积雪草味苦，寒。主大热，恶疮痈疽浸淫，赤熛，皮肤赤，身热。生川谷。"

【解读】积雪草味苦，寒，广东谓崩大碗，清热解毒，其性极寒凉，固有积雪草之称。主大热，恶疮痈疽浸淫，赤熛，皮肤赤，身热：因其性寒凉，故主大热、身热等痈疽疔疮。所以积雪草主大热，属于水性药。

萹蓄

《本经》原文："萹蓄味苦，平。主浸淫，疥瘙疽痔，杀三虫。生山谷。"

【解读】萹蓄味苦，平，利尿通淋，杀虫止痒。主浸淫，疥瘙疽痔，杀三虫：萹蓄清热利尿通淋，主诸痈疽肿毒，杀三虫。故萹蓄主痈疽疮疥，属于水性药。

茵陈

《本经》原文："茵陈蒿味苦，无毒。主治风湿，寒热邪气，热结黄疸。久服轻身，益气，耐老。生太山及丘陵坡岸上。"

【解读】茵陈又叫茵陈蒿，味苦，无毒，利湿退黄，利胆解毒。主治风湿、寒热邪气、热结黄疸。茵陈清热利湿、利胆退黄，入中焦胆胃，主诸热证，故属于水性药。

栀子

《本经》原文："栀子味苦，寒。主五内邪气，胃中热气，面赤，酒泡，皶鼻，白赖，赤癞，创疡。一名木丹。生川谷。"

【解读】栀子味苦，寒，具有清热泻火作用。主五内邪气，胃中热气，面赤，由里热炽盛所致。本品擅长清胃火，故可治酒泡、皶鼻、白赖、赤癞、创疡等火热炽热之证。可见，栀子清胃火，主火热创疡，属于水性药。

竹叶

《本经》原文："竹叶味苦，平。主咳逆上气，溢筋急，恶疡，杀小虫。根，作汤，益气止渴，补虚下气。汁，主风痉痹。实，通神明，轻身益气。"

【解读】竹叶味苦，平，具有清热化痰作用，故《本经》谓主咳逆上气；其清热化痰故可治溢筋急、恶疡、杀小虫。竹根，功善清热生津、止渴，故清热下气，长阴则补虚。竹汁即竹沥，清热化痰、主痉定痫。竹实，擅长益气宁神，果实很难得到，故不见用。可见，竹叶清热化痰，下气，主恶疡，属于水性药。

五、神农药物与八纲气血津液辨证关系浅析

神农药物与八纲气血津液辨证的对应，即"实寒、实热、气滞、血瘀、水湿、痰、饮、食积、阳虚、气虚、阴津虚、血虚"所对应的《本经》药物。

主实寒药物：《本经》药物中性味辛温、干温的药物属于此类，具有温煦作用，如火性药之细辛、干姜；土性药之当归、黄芪；金性药之附子、苦杏仁；石性药之木香、天麻；木性药之桂枝、陈皮；水性药中以凉性药物多见，干温、辛温药物为少。

主实热药物：《本经》药物中性味苦寒的药物属于此类，具有清热作用，如火性药之黄连、地肤子；土性药之菊花、白鲜皮；金性药之黄芩、大黄；石性药之龙胆、牡丹皮；木性药之海藻、夏枯草；水性药之瞿麦、积雪草等。

主气滞药物：《本经》药物中以木性药多见，木性药有行气散结作用，可治气滞之证，如夏枯草、海藻、枳实、陈皮等。

主血瘀药物：《本经》药物中以金性药多见，金性药入血，多有活血、化瘀、攻坚作用，如芍药、水蛭、大黄、桃仁等。

主水湿药物：《本经》药物中以水性药多见，水性药有清热利湿作用，如薏苡仁、泽泻、滑石、瞿麦等，而火性药也有主水湿药物，通过祛风而达到利水湿作用，如细辛、苍耳子、

地肤子等。

主痰药物:《本经》中主痰药物较分散,如火性药通窍化痰之石菖蒲;土性药健脾消食而化痰之白术;金性药活血化痰瘀之苦杏仁、大黄、乌贼鱼骨、鳖甲等;石性药通络化痰瘀之蜈蚣、地龙等;木性药行气化痰之枳实、半夏、海藻等;而水性药少见主痰药物。

主饮药物:水湿不利即成饮,饮就是水湿不利。饮者属阴邪,当以温药主之。《本经》主饮药物较分散,如温化痰饮之干姜、细辛、五味子;行气化饮之半夏、葶苈子。治饮之药多温,多见于火性药、土性药、木性药。

主食积药物:主食积药物多见于健脾补气之土性药,如白术,以及和胃消食之木性药,如茯苓、枳实、陈皮等。另外,食积可化热,所以苦寒泻火药如黄连也可清热健胃消食。

主阳虚药物:《本经》药物中性味干温、辛温药物可主阳虚,如干姜、细辛、当归、附子、桂枝等。以火性药、土性药、木性药、金性药多见,而水性药为少。

主气虚药物:补气类药物以土性药为多,土性药如黄芪、白术、山药、五加皮等,而火性药中也有,如人参。

主阴津虚药物:滋阴药物以土性药、水性药多见,土性药如玉竹、天冬、五味子;水性药如石斛、知母、葛根;而金性药之芍药、干地黄、玄参、牡丹皮也有滋阴功效。

主血虚药物:补血类药物多见于土性药、火性药中,如土性药之黄芪、当归能补气生血,阿胶、鹿角胶能填精补血。

第二章　方证时空：

《神农本草经》『六类』方

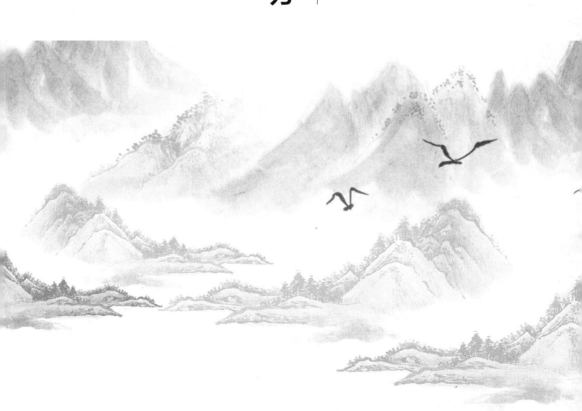

仲景的六经辨证最终要辨出六经来，本书的神农时空辨证诊疗体系（以下简称神农辨证体系）则是要辨出"六类方"中的哪类方，具体包括辨时间、辨空间。

辨时间：

关于阴时、阳时的界定，我们知道，每年冬至就是一阳生，此后阳气渐盛，一直到夏至，夏至一阴生，此后阴气渐盛，一直到冬至，如此阴阳交替，循环不断。所以，我们把每年冬至后夏至前定位为"阳时"；夏至后冬至前定位为"阴时"。如此阴阳定矣。

辨空间：

可以从三种角度切入：一种是从三焦的"单焦"切入，一种是从三焦的组合"双焦"切入，一种是从特殊的整体表象（如单侧肢体疼痛不适）切入。具体见表2-1。三个切入点，好比是同一房间的三扇门，哪扇门条件充分就从哪进，进了房间就都一样。

表2-1　辨空间的三个切入点

单焦	双焦	特殊
上焦	上焦 + 下焦	上下关系（上下不和、上寒下热）
下焦		
下佳	中焦 + 下焦	左右关系（单侧肢体疼痛不适、寒热往来、潮热盗汗）
中焦		
中焦	上焦 + 中焦	前后关系（前后不和、前胸后背痛）
上焦		

神农辨证体系，就是"开方就是开时空"。具体见表2-2。

表2-2 神农辨证总表

辨证过程				辨证结果
时间	空间			时空辨证
	单焦	双焦	特殊	（六类方）
阴时	上焦	上焦＋下焦	上下关系（上下不和、上寒下热）	阴时：上下（火＋土＋金）
阳时	下焦			阳时：上下（金＋石＋火）
阴时	下焦	中焦＋下焦	左右关系（左右不和、单侧肢体疼痛不适、寒热往来、潮热盗汗）	阴时：左右（金＋石＋木）
阳时	中焦			阳时：左右（木＋水＋金）
阴时	中焦	上焦＋中焦	前后关系（前后不和、前胸后背痛）	阴时：前后（木＋水＋火）
阳时	上焦			阳时：前后（火＋土＋木）

辨证过程依据时间、空间；辨证结果是选择六类方。

时间分为阴时、阳时；空间可从单焦、双焦、特殊三方面切入。

辨证的实质是依据时间、空间特点而做出对六类方的选择。

一、从三焦的"单焦"切入

本书的第一章为药证新说（《神农本草经》"六性"药），

那么,《本经》的"三焦病"即对应着"药证组合"。从具体病证中,我们可以推断出属于三焦病的哪一焦。具体见表2-3。

表2-3 三焦对照表

三焦名称	内容	药证组合
上焦	心肺、神经、血管、头、肌肉、虚劳诸证、太阳经络、太阴经络	火 + 土
中焦	胃、内分泌、关节、乳腺、子宫、少阳经络、阳明经络	木 + 水
下焦	精神疾病、肝肾、生殖、大肠、风湿免疫、血液、骨、厥阴经络、少阴经络	金 + 石

如"胃痛5天,发病在5月"。辨时间,5月属于阳时;辨空间,因为胃、内分泌、关节、乳腺属于中焦,故胃痛属于中焦。综合而言,阳时中焦的类方为"阳时:左右(木 + 水 + 金)"。

又如"某虚劳病例,就诊时间在10月"。辨时间,10月属于阴时;辨空间,因为心肺、神经、血管、虚劳诸证属于上焦,故此病例虚劳属于上焦。综合而言,阴时上焦的类方为"阴时:上下(火 + 土 + 金)"。

二、从三焦的组合"双焦"切入

通常来说,三焦的组合多为两者组合,即:上焦 + 下焦 = 上下;中焦 + 下焦 = 左右;上焦 + 中焦 = 前后。我们可以采取对三焦均进行考察,采用"确认两种,排除一种"的方法推

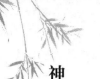

导出三焦组合。

比如"胃痛腹泻5天，发病于5月"。辨时间，5月属于阳时；辨空间，胃痛属于中焦，腹泻属于下焦，没有头痛、眩晕等上焦表现，则三焦组合为：中焦＋下焦＝左右。所以，阳时左右关系就是"阳时：左右（木＋水＋金）"。

又如"口腔溃疡伴便秘7天，发病于11月"。辨时间，11月属于阴时；辨空间，上有上焦之口腔溃疡，下有下焦之便秘，上焦＋下焦＝上下。所以，阴时上下关系就是"阴时：上下（火＋土＋金）"。

三、从特殊的整体表象切入

当症状（即特殊的整体表象）提示有"上下关系""左右关系""前后关系"的时候，就可以直接辨出上下、左右、前后来。比如"上有头痛，下见便秘"，就提示有上下不和的上下关系；"左侧踝关节疼痛"（即单侧肢体疼痛不适），就提示有左右关系；"反复前胸后背痛"即提示有前后关系。具体见表2-4。

表2-4　三个特殊整体表象表

特殊
上下关系（上下不和、上寒下热）
左右关系（左右不和、单侧肢体疼痛不适、寒热往来、潮热盗汗）
前后关系（前后不和、前胸后背痛）

例如"右肩疼痛3天，发病在4月"。辨时间，4月属于

阳时；辨空间，单侧肢体疼痛不适，属于左右不和表现，即左右关系。综合而言，阳时左右关系的类方为："阳时：左右（木＋水＋金）"。

辨证过程有时是多种方法同时采用，互相印证，可见辨证是立体的、多角度的、多方向的综合过程，要求有立体的时空思维。正如《素问·至真要大论》言："谨守病机，各司其属，有者求之，无者求之。""有者求之"是指证据充足时要会利用；"无者求之"是指表面证据不足时要懂得找出隐藏的证据。

具体药物的选择在符合整体辨证的基础上，还要兼顾症状、寒热、气血、病名、病机、性别、体质等方面，需要加以综合考虑。

"神农辨证"的过程就是辨出六类方的过程，辨证的最终目的在于辨出六类方，并进一步选择相应药物。

可见，整个辨证过程离不开时间、空间因素。神农时空辨证诊疗体系，即"辨证就是辨时空"。

神农时空辨证诊疗体系的辨证优点在于：一是理法方药，浑然一体；二是执简驭繁，操作简易；三是处方规范，便于重复；四是中西结合，融会贯通。

第三章　作者医案：

『神农辨证』实践录

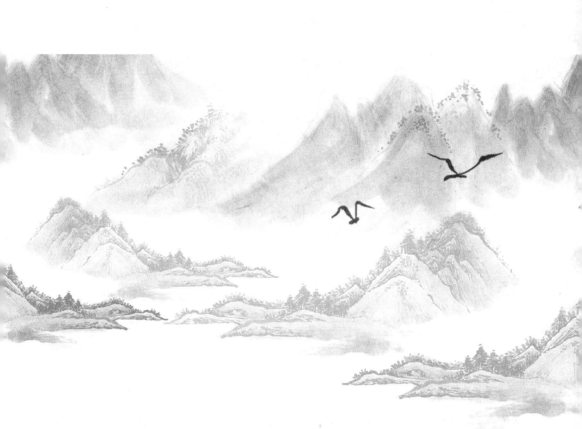

以下所选病案，是笔者最近几年积累的比较典型的病案，由于收集时间有限，并不能涵盖大部分病种，有片面性，但是每例都是笔者的亲身临证经历，而且具有一定的代表性，也已取得相当好的临床疗效，只为提供第一手的临床资料。以下分科进行讨论。

医案解析步骤：

第一步，辨证论治：

神农辨证（辨时间；辨空间）。

第二步，处方用药：

选类方（根据神农辨证）；选药物（根据八纲气血津液辨证）。

关于用药，通常每个方子有 12 ～ 15 味药，落实到每类"六性药"则是 2 ～ 6 味药。

一、阴时上下类方

（一）头痛

时间：2009 年 11 月 27 日 16 时。

姓名：郭某。

性别：女。

年龄：45 岁。

病情简介：反复头痛多年，有闷痛、压迫感、沉重感，疼痛位置固定，情绪紧张时加重，长年服止痛药，患者脸色暗，颜面色斑，嘴唇颜色深，舌红，舌底脉络迂曲，苔薄。头颅 CT 和核磁共振检查未见明显异常。

西医诊断：神经性头痛。

中医诊断：头痛。

辨证论治：

1. 神农辨证

头痛是临床常见的自觉症状，可单独出现，也可见于多种疾病的疾病发展过程中。辨证如下：

（1）辨时间

发病时间为 11 月，属阴，采用阴时类方。

（2）辨空间

单焦切入：本例头痛病机较复杂，空间辨证不从单焦切入。

特殊整体表象切入：本例头痛症状表述没有直接提示上下、左右、前后的元素，所以空间辨证不从特殊整体表象切入。

双焦切入：

是否有上焦病证？患者主诉为头痛，疼痛在头，属于上焦病证。

是否有中焦病证？本例没有胃痛、反酸、嗳气等中焦表现，所以排除中焦病证。

是否有下焦病证？脸色暗，有色斑，嘴唇暗紫，身体疼痛，有明显血瘀，血证在神农辨证体系中属于下焦病证。于是，空间辨证是上焦＋下焦。

总之，神农辨证属阴时：上下（火＋土＋金）。

2. 八纲气血津液辨证

本例头痛反复多年，患者长年服药，从虚辨证。疼痛位置固定，患者脸色暗，颜面色斑，嘴唇颜色深，舌红，舌底脉络迂曲，八纲气血津液辨证属于气虚血瘀之证。

3. 处方用药

（1）选类方（根据神农辨证，下同）

阴时上下类方，组成为：火性药＋土性药＋金性药。

（2）选药物（以《本经》所载药物的药效为主，并适当参考八纲气血津液辨证，下同）

①火性药的选用

火性药属火，入太阳经络，有向上作用。火性药中许多药物有治头痛作用，本病证主药从火性药中选出。

到底选择20味火性药（防风、细辛、石菖蒲、人参、柏子仁、远志、淫羊藿、巴戟天、黄连、杜仲、石膏、干姜、苍耳子、麻黄、款冬花、厚朴、合欢、川芎、白芷）中的哪些药物呢？让我们具体分析：

根据《本经》中记载的功能主治，20味药中治头痛的药物有苍耳子、石膏、厚朴、防风、细辛、白芷、川芎七味药。苍耳子主通窍，主要用于鼻炎、鼻塞，而本案主诉为头痛，故不用苍耳子；柏子仁、远志、合欢安神，多用于失眠，与本案主诉不符，故不用之；巴戟天、杜仲、淫羊藿入太阳膀胱经络，温通壮腰背，与本案症状不符，故舍之不用；款冬花止咳，用于咳嗽上气，与本案症状不符，故舍之不用。

本案八纲气血津液辨证为气虚血瘀。黄连、石膏用于热证，而本案无热证，故不用黄连、石膏；厚朴行气化湿，本案无湿证，故不用厚朴；石菖蒲化痰，多用于痰证，本案无痰证，故不用石菖蒲；人参虽可补虚，但与主症头痛关系不大，又限于药味数目，故不用人参；干姜温中，用于寒证，而本案无寒证，故不用干姜；麻黄解表发汗，用于外感表证，故不用麻黄。

最后剩下防风、细辛、白芷、川芎四味药，《本经》都载有治头风、止头痛作用。故选用之。

最后特别强调的是：药物的取舍，主要根据《本经》的主治功效，有时还辅以八纲气血津液辨证。本案对此进行详尽描述，以下案例中则简要说明。

②土性药的选用

土性药有补益精气作用，本证属于气虚血瘀，可在土性药中选取数味以补益精血。

到底选择 20 味土性药（白术、黄芪、天冬、菊花、菟丝子、玉竹、山药、肉苁蓉、五味子、白及、桑寄生、女贞子、皂荚、阿胶、当归、白鲜皮、胡麻、五加皮、乌梅、鹿角胶）中的哪些药物呢？让我们具体分析：

根据《本经》中记载的功能主治，白及健脾长肌肉，用于诸肌肉乏力痿废，与本案主诉症状无关，故不用白及；桑寄生补益精气，与本案症状关系不大，又限于药味数量，故不用桑寄生；皂荚祛腐生新、长肌肉，用于痈疮为多，与本案主诉症状不符，故不用皂荚；白鲜皮在《本经》中有下气的记载，多用于咳逆上气，与本案主诉症状不符，故不用白鲜皮；胡麻润肠、补益精气，多用于便秘，与本案主诉症状不符，故不用胡麻；五加皮补益治痿，多用于痿证，与本案主诉症状不符，故不用五加皮；乌梅消食开胃，与本案主诉症状不符，故不用乌梅；山药入太阴脾经络，以健脾为主，多用于补脾止泻，与本案主诉症状不符，故不用山药；肉苁蓉补益精气、可通便，与本案主诉症状不符，故不用肉苁蓉；五味子补益阴气、安神，与本案主诉症状不符，故不用五味子。

本案八纲气血津液辨证为气虚血瘀。白术入太阴脾经络，以健脾为主，与本证候不符，又嫌其温燥太过，恐伤阴血，故不用白术；天冬、玉竹滋阴，与本证候不符，故不用天冬、玉竹；菊花可清头风，但其性寒，与本证候不符，故不用菊花；阿胶补血，与本证候不符，又嫌其过于滋腻，故不用阿胶；当归补血、生血，与气虚血瘀的证候不符，又嫌其过于辛燥，恐耗伤阴精，故不用当归；鹿角胶补益精血，与本证候不符，又嫌其过于滋腻，故不用鹿角胶。

剩下菟丝子、女贞子、黄芪三味药，菟丝子益精气兼可祛斑美容，患者见脸色暗、颜面色斑，故选用菟丝子；女贞子益气滋阴，是妇女养生佳品，《本经》谓之"主补中，安五脏，养精神，除百疾"；黄芪补气，《本经》谓之可"长肌肉"，增加肌肉力量，本证选用黄芪取其补气与促进血液运行达到补气活血功效。

③金性药的选用

金性药入厥阴经络，入血，有活血化瘀功效，头痛乃气血不通，不通则痛，金性药活血可止痛。

到底选择 20 味金性药（芍药、丹参、黄芩、独活、卷柏、蒲黄、王不留行、续断、茜根、地榆、黄柏、桃仁、苦杏仁、鳖甲、附子、大黄、玄参、水蛭、乌贼鱼骨、干地黄）中的哪些药物呢？让我们具体分析：

根据《本经》中记载的功能主治，茜根、乌贼鱼骨、地榆活血、止血，多用于妇女崩漏，与本案主诉症状不符，故不用茜根、乌贼鱼骨、地榆；独活活血通络、止痛，多用于风湿痛，与本案主诉症状不符，故不用独活；蒲黄活血化瘀，用于妇女通经为多，与本案主诉症状不符，故不用蒲黄；王不留行活血通经，与本案主诉症状不符，故不用王不留行；鳖甲软坚，多用于癥瘕，与本案主诉症状不符，故不用鳖甲；水蛭活血通络，多用于搜风通络，与本案主诉症状不符，故不用水蛭；苦杏仁止咳，与本案主诉症状不符，故不用苦杏仁；续断补益肝肾、强筋骨，与本案主诉症状不符，故不用续断。

本案八纲气血津液辨证为气虚血瘀。黄芩《本经》谓之"利血气"，虽有活血作用，但其性偏苦寒，多用于清热燥湿，与本案证候不符，故不用黄芩；卷柏清热活血，多用于热证，与本案证候不符，故不用卷柏；黄柏清下焦湿热，与本案证候不符，故不用黄柏；附子温补阳气，与本案证候不符，故不用附子；玄参滋补肝肾，与本案证候不符，故不用玄参；大黄可活血，但性味苦寒，与本案证候不符，故不用大黄。

剩下芍药、丹参、桃仁、干地黄四味药。芍药入厥阴之肝经络，取其柔肝、疏肝、解郁，此处选用赤芍，取其活血较佳；丹参活血化瘀，取其性味较温和，活血而不燥；干地黄补血、活血兼可制约其他疏风药物之燥，故取之，此处指生地黄；桃仁活血化瘀，《本经》谓之"令人好颜色"，取其活血兼可祛颜面色斑。诸药补气活血而达到头痛止的效果。

4. 药性分析

火性药：防风 15g　细辛 3g　白芷 5g　川芎 5g

土性药：菟丝子 15g　女贞子 15g　黄芪 15g

金性药：赤芍 20g　丹参 15g　桃仁 15g　生地黄 15g

关于药物用量，根据笔者家传三代用药经验，《神农本草经》的药量使用，基本与《中药学》的参考用量不谋而合，当然，还要根据病证的程度进行相应增减。

5. 中药处方

防风 15g　细辛 3g　白芷 5g　川芎 5g　菟丝子 15g　女贞子 15g　黄芪 15g　赤芍 20g　丹参 15g　桃仁 15g　生地黄 15g

煎服，共 21 剂。

患者瘀血表现明显，包括脸色暗、色斑、嘴唇暗紫、身体疼痛、头痛，经半年调养，痊愈，脸色也得到改善。

（二）不寐

时间：2010 年 10 月 29 日 15 时。

姓名：朱某。

性别：女。

年龄：37 岁。

病情简介：反复失眠，易醒，多梦，疲倦、眩晕头痛，情绪不宁，急躁易怒，月经量偏少，脱发。舌红，苔薄，脉细。

西医诊断：睡眠障碍。

中医诊断：不寐。

辨证论治：

1. 神农辨证

（1）辨时间

发病时间为 10 月，属阴，采用阴时类方。

（2）辨空间

单焦切入：本例失眠病机较复杂，空间辨证不从单焦切入。

特殊整体表象切入：本例失眠症状表述没有直接提示上下、左右、前后的元素，所以空间辨证不从特殊整体表象切入。

双焦切入：

是否有上焦病证？患者主诉反复失眠、易醒、多梦、疲倦、眩晕头痛，属于上焦病证。

是否有中焦病证？本例没有胃痛、反酸、嗳气等中焦表现，所以排除中焦病证。

是否有下焦病证？月经量偏少，脱发，有明显血虚，血证在神农辨证体系中属于下焦病证。于是，空间辨证是上焦 + 下焦。

总之，神农辨证属阴时：上下（火 + 土 + 金）。

2. 八纲气血津液辨证

本例失眠反复多年，患者长年服药，从虚辨证。月经量偏少，脱发，舌红，苔薄，脉细，当属于血虚。八纲气血津液辨证属血虚不寐之证。

3. 处方用药

（1）选类方

阴时上下类方，组成为：火性药 + 土性药 + 金性药。

（2）选药物

①火性药的选用

火性药选用防风、石菖蒲、远志、合欢花、柏子仁。防风祛风治头痛，石菖蒲补心开心窍，远志、合欢花、柏子仁安心养神。

②土性药的选用

土性药选用黄芪、菟丝子、五味子。黄芪入太阴脾经络，补气长肌肉，菟丝子温阳补气，五味子养心安神。

③金性药的选用

金性药选用赤芍、丹参、续断。赤芍、丹参入肝经络，疏肝和血，续断补肝养血、安眠。

诸药合用，气血双补、柔肝安神而失眠得愈。

4. 药性分析

火性药：防风 15g　石菖蒲 15g　远志 5g　合欢花 5g
柏子仁 15g

土性药：黄芪 20g　菟丝子 15g　五味子 10g

金性药：赤芍 15g　丹参 15g　续断 15g

5. 中药处方

防风 15g　石菖蒲 15g　远志 5g　合欢花 5g　柏子仁
15g　黄芪 20g　菟丝子 15g　五味子 10g　赤芍 15g　丹参
15g　续断 15g

煎服，共 7 剂。

二诊：2011 年 11 月 12 日 15 时。睡眠改善，小便黄，原方加黄芩 10g，继续调养。诸药合用，气血双补、柔肝安神而失眠得愈。

（三）喘证

时间：201 年 8 月 6 日 18 时 56 分。

姓名：原某。

性别：男。

年龄：47 岁。

病情简介：反复咳嗽 3 个月，伴喘息，闻及多种异味及寒冷空气咳嗽甚，咽喉痒，咳嗽声清脆响亮，有痰音，无咽喉痛，舌红，苔薄黄，脉细。

西医诊断：支气管炎。

中医诊断：喘证。

辨证论治：

咳嗽既是独立的病证，又是肺系多种疾病的一个症状。

1. 神农辨证

（1）辨时间

发病时间为 8 月，属阴，采用阴时类方。

（2）辨空间

单焦切入：本例喘证病机较复杂，空间辨证不从单焦切入。

特殊整体表象切入：本例喘证症状表述没有直接提示上下、左右、前后的元素，所以空间辨证不从特殊整体表象切入。

双焦切入：

是否有上焦病证？五脏六腑皆令人咳，非独肺也，但是咳嗽也离不开肺，所以病位包括肺，属上焦病证。

是否有中焦病证？本例没有胃痛、反酸、嗳气等中焦表现，所以排除中焦病证。

是否有下焦病证？本例咳嗽属过敏性咳嗽，它与一般的肺源性咳嗽不一样，本例气道反应明显，当以抗过敏为主，风湿性、过敏性疾病属于下焦病证。于是，空间辨证是上焦 + 下焦。

总之，神农辨证属阴时：上下（火 + 土 + 金）。

2. 八纲气血津液辨证

本例咳嗽时间较长，八纲气血津液辨证属于寒痰阻肺、寒热兼夹之证。

3. 处方用药

（1）选类方

阴时上下类方，组成为：火性药 + 土性药 + 金性药。

（2）选药物

①火性药的选用

火性药选用麻黄、细辛、干姜、款冬花、防风。麻黄、细辛、干姜温肺化痰止咳，防风驱散风邪，款冬花《本经》谓之"主治咳逆上气"，可用于治咳嗽上气。

②土性药的选用

土性药选用五味子、白术、白鲜皮、甘草。五味子补肺止咳，白术补气长肌肉，白鲜皮《本经》谓之"主咳逆"。

③金性药的选用

金性药选用黄芩、赤芍、苦杏仁。赤芍、苦杏仁入肝经络，疏肝柔肝和血，和血则可祛风，此咳嗽来去如风，速来速去，所以治疗要和血祛风，所谓血行风自灭，苦杏仁下气利咽喉，黄芩清里热兼可利血气。

诸药合用，寒热并用、痰瘀得清而咳嗽止。

4. 药性分析

火性药：麻黄5g　细辛3g　干姜5g　款冬花15g　防风15g

土性药：五味子10g　白术15g　白鲜皮15g　甘草5g

金性药：黄芩15g　赤芍15g　苦杏仁10g

5. 中药处方

麻黄 5g　细辛 3g　干姜 5g　款冬花 15g　防风 15g　五味子 10g　白术 15g　白鲜皮 15g　甘草 5g　黄芩 15g　赤芍 15g　苦杏仁 10g

忌口：少吃鹅、笋、芋头、辛辣食物、酒、冷饮、芒果、榴莲、菠萝等食物。

煎服，共 14 剂。咳嗽得愈。

（四）泄泻

时间：2011 年 9 月 4 日 11 时 49 分。

姓名：廖某。

性别：女。

年龄：46 岁。

病情简介：反复排便异常，便溏，容易腹泻，伴腹痛，便后痛减，急躁易怒，紧张焦虑，眩晕健忘，舌红，苔薄，脉弦细。

西医诊断：肠易激综合征。

中医诊断：泄泻。

辨证论治：

泄泻是以排便次数增多，粪质稀薄或完谷不化，甚至泻出物如水样为特征的病证，可见于多种疾病。本例泄泻，西医病名为肠易激综合征，属于肠道过敏性疾病的一种。

1. 神农辨证

（1）辨时间

发病时间为 9 月，属阴，采用阴时类方。

（2）辨空间

单焦切入：本例泄泻病机较复杂，空间辨证不从单焦切入。

特殊整体表象切入：本例泄泻症状表述没有直接提示上下、左右、前后的元素，所以空间辨证不从特殊整体表象切入。

双焦切入：

是否有上焦病证？本例尚有眩晕健忘等虚证表现，虚证从上焦病证辨证。

是否有中焦病证？本例没有胃痛、反酸、嗳气等中焦表现，所以排除中焦病证。

是否有下焦病证？从病位看，泄泻病位在大肠，属于下焦，而且，过敏性疾病多从下焦病证辨证。于是，空间辨证是上焦＋下焦。

总之，神农辨证属阴时：上下（火＋土＋金）。

2. 八纲气血津液辨证

本例泄泻，八纲气血津液辨证属于脾虚化湿、肝郁气滞之证。

3. 处方用药

（1）选类方

阴时上下类方，组成为：火性药＋土性药＋金性药。

（2）选药物

①火性药的选用

火性药选用厚朴、防风、干姜。厚朴、防风燥湿祛风，干姜《本经》谓之主"肠澼下利"，可治肠炎。

②土性药的选用

土性药选用白术、甘草、黄芪。白术、甘草、黄芪入脾经络，补气长肌肉。

③金性药的选用

金性药选用赤芍、地榆、黄柏。赤芍入厥阴肝经络，疏肝柔肝，地榆和肝止泻，黄柏清热燥湿，兼能制约干姜、厚朴之辛燥，又《本经》谓黄柏"肠胃中结气热……止泄痢"。

诸药合用，健脾燥湿、疏肝止泻而泄泻止。

4. 药性分析

火性药：厚朴 5g　防风 15g　干姜 5g

土性药：白术 15g　甘草 5g　黄芪 15g

金性药：赤芍 15g　地榆 10g　黄柏 10g

5. 中药处方

厚朴 5g　防风 15g　干姜 5g　白术 15g　甘草 5g　黄芪 15g　赤芍 15g　地榆 10g　黄柏 10g

煎服，共 7 剂。泄泻愈。

（五）便秘

时间：2011 年 9 月 17 日 14 时 48 分。

姓名：谢某。

性别：女。

年龄：84 岁。

病情简介：顽固性便秘，排便乏力，畏寒，喜温，腹胀满，眩晕头痛，睡眠欠佳，纳差，舌红，苔薄黄干，脉细。

西医诊断：便秘。

中医诊断：便秘。

辨证论治：

1. 神农辨证

（1）辨时间

发病时间为 9 月，属阴，采用阴时类方。

（2）辨空间

单焦切入：本例便秘患者年岁已高，排便乏力，兼有眩晕头痛、睡眠欠佳，当从虚辨证，虚证在神农辨证体系中属于上焦病证。

特殊整体表象切入：本例便秘上见眩晕头痛等清阳不升之象，下有腹胀满、便秘、排便不畅等浊阴不降表现，属于机体气机上下不调，治宜畅通上下气机。

双焦切入：

是否有上焦病证？患者年岁已高，排便乏力，兼有眩晕头痛、睡眠欠佳，当从虚辨证，虚证从上焦病证辨证。

是否有中焦病证？本例没有胃痛、反酸、嗳气等中焦表现，所以排除中焦病证。

是否有下焦病证？从病位看，便秘病位在大肠，属于下焦病证。于是，空间辨证从三个切入点都支持上焦＋下焦。

总之，神农辨证属阴时：上下（火＋土＋金）。

2. 八纲气血津液辨证

顽固性便秘，排便乏力，畏寒，喜温，腹胀满，眩晕头痛，睡眠欠佳，纳差，舌红，苔薄黄干，脉细，八纲气血津液辨证属阳虚便秘之证。

3. 处方用药

（1）选类方

阴时上下类方，组成为：火性药＋土性药＋金性药。

（2）选药物

①火性药的选用

火性药选用细辛、干姜、柏子仁。细辛、干姜温中，柏子仁养心安神、润肠通便。

②土性药的选用

土性药选用黄芪、当归、白术、甘草、胡麻、肉苁蓉。黄芪、当归、白术、甘草、胡麻补气强肌肉，肉苁蓉益精通便。

③金性药的选用

金性药选用桃仁、赤芍、熟附子。赤芍柔肝和血，桃仁活血通便，熟附子温通化瘀。

诸药合用，升清降浊、温阳通便而便秘得以治愈。

4. 药性分析

火性药：细辛 3g　干姜 5g　柏子仁 10g

土性药：黄芪 25g　当归 15g　白术 20g　甘草 5g　胡麻 15g　肉苁蓉 10g

金性药：桃仁 10g　赤芍 15g　熟附子 10g

5. 中药处方

细辛 3g　干姜 5g　柏子仁 10g　黄芪 25g　当归 15g　白术 20g　甘草 5g　胡麻 15g　肉苁蓉 10g　桃仁 10g　赤芍 15g　熟附子 10g（先煎）

水煎内服，共 21 剂。

服药后大便畅通，随诊半年便秘未见复发。

（六）阳痿

时间：2010 年 9 月 24 日 19 时。

姓名：蔡某。

性别：男。

年龄：35 岁。

病情简介：勃起欠佳，性欲下降，容易腹泻，紧张焦虑，眩晕，耳鸣，健忘，舌红，苔薄，脉弦滑。

西医诊断：性功能障碍。

中医诊断：阳痿。

辨证论治：

1. 神农辨证

（1）辨时间

发病时间为9月，属阴，采用阴时类方。

（2）辨空间

单焦切入：本例阳痿病机较复杂，空间辨证不从单焦切入。

特殊整体表象切入：上见心气不足的表现如性欲下降、眩晕、耳鸣、健忘，下有肝肾虚的表现如勃起障碍、腹泻。属于上下关系失调；当用调上下气机的方法。

双焦切入：

是否有上焦病证？本例阳痿有眩晕、耳鸣、健忘，从上焦病证辨证。

是否有中焦病证？本例没有胃痛、反酸、嗳气等中焦表现，所以排除中焦病证。

是否有下焦病证？勃起欠佳、性欲下降、容易腹泻从下焦病证辨证。于是，空间辨证是上焦＋下焦。

总之，神农辨证属阴时：上下（火＋土＋金）。

2. 八纲气血津液辨证

本例阳痿，八纲气血津液辨证属心脾两虚、肝郁肾虚之证。

3. 处方用药

（1）选类方

阴时上下类方，组成为：火性药＋土性药＋金性药。

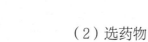

（2）选药物

①火性药的选用

火性药选用巴戟天、杜仲、淫羊藿。巴戟天、杜仲、淫羊藿温阳、补气、益精、强志。

②土性药的选用

土性药选用菟丝子、桑寄生、黄芪、五味子、天冬。黄芪、天冬补气长肌肉，五味子《本经》谓之"益男子精"，所以该药广泛用于男科疾病，桑寄生强腰，菟丝子《本经》谓之"补不足、益气力"。

③金性药的选用

金性药选用赤芍、丹参、生地黄、续断。赤芍、丹参入肝经络，疏肝柔肝，生地黄、续断滋补肝肾。

诸药合用，补气益精、心肾兼顾而性功能得以改善。

4. 药性分析

火性药：巴戟天 15g　杜仲 15g　淫羊藿 15g

土性药：菟丝子 15g　桑寄生 15g　黄芪 20g　五味子 10g　天冬 15g

金性药：赤芍 15g　丹参 15g　生地黄 15g　续断 15g

5. 中药处方

巴戟天 15g　杜仲 15g　淫羊藿 15g　菟丝子 15g　桑寄生 15g　黄芪 20g　五味子 10g　天冬 15g　赤芍 15g　丹参 15g　生地黄 15g　续断 15g

煎服，共 7 剂。

二诊：性欲下降、勃起欠佳有所改善，诉睡眠欠佳，原方加入远志 5g，连服 21 剂，诸症调和。

（七）鼻渊

时间：2011 年 10 月 28 日 16 时 27 分。

姓名：陈某。

性别：女。

年龄：29 岁。

病情简介：鼻塞流涕呈发作性，遇寒冷空气或特殊气味症状加重。需长年服用氯雷他定等药物治疗，患者畏寒明显，大便稀溏，多眠，舌红，苔薄，脉弦。

西医诊断：过敏性鼻炎（变应性鼻炎）。

中医诊断：鼻渊。

辨证论治：

1. 神农辨证

（1）辨时间

发病时间为 10 月，属阴，采用阴时类方。

（2）辨空间

单焦切入：本例鼻渊病机较复杂，空间辨证不从单焦切入。

特殊整体表象切入：本例鼻渊症状表述没有直接提示上下、左右、前后的元素，所以空间辨证不从特殊整体表象切入。

双焦切入：

是否有上焦病证？本例鼻渊病变部位是鼻窍，属上，从上焦病证辨证。

是否有中焦病证？本例没有胃痛、反酸、嗳气等中焦表现，所以排除中焦病证。

是否有下焦病证？本例鼻渊，西医诊断属于过敏性疾病的一种，大凡过敏性疾病一般都从下焦病证辨证。

总之，神农辨证属阴时：上下（火＋土＋金）。

2. 八纲气血津液辨证

本例鼻渊，八纲气血津液辨证属阳气不足、血虚生风之证。

3. 处方用药

（1）选类方

阴时上下类方，组成为：火性药＋土性药＋金性药。

（2）选药物

①火性药的选用

火性药选用防风、细辛、苍耳子、干姜、麻黄。防风、细辛、苍耳子、干姜、麻黄温阳驱寒、通利九窍。

②土性药的选用

土性药选用黄芪、白术、甘草、五味子。黄芪、白术、甘草补气长肌肉，五味子收敛阳气。

③金性药的选用

金性药选用熟附子、赤芍、苦杏仁。赤芍入肝经络，柔肝和血，血和而风自灭，熟附子温阳驱寒，现代研究有抗过敏作用，可用于许多过敏性疾病，苦杏仁降气。

诸药合用，温阳益气、和血祛风而过敏自息。

4. 药性分析

火性药：防风 15g　细辛 3g　苍耳子 10g　干姜 5g　麻黄 3g

土性药：黄芪 25g　白术 15g　甘草 5g　五味子 10g

金性药：熟附子 10g　赤芍 15g　苦杏仁 10g

5. 中药处方

防风 15g 细辛 3g 苍耳子 10g 干姜 5g 麻黄 3g 黄芪 25g 白术 15g 甘草 5g 五味子 10g 熟附子 10g(先煎) 赤芍 15g 苦杏仁 10g

水煎内服,共 7 剂。

服药后症状得以控制,无需服用其他药物辅助治疗。

(八)崩漏

时间:2011 年 8 月 30 日 15 时 49 分。

姓名:胡某。

性别:女。

年龄:38 岁。

病情简介:月经量多,眩晕,纳眠可,体检发现血红蛋白 99g/L,红细胞平均体积 67.4fl,舌红,苔薄,脉细。

西医诊断:功能失调性子宫出血。

中医诊断:崩漏。

辨证论治:

1. 神农辨证

(1)辨时间

发病时间为 8 月,属阴,采用阴时类方。

(2)辨空间

单焦切入:本例崩漏出血量多,出现眩晕、血色素低的贫血表现,从虚辨证,神农辨证体系中虚证当属上焦病证。

特殊整体表象切入:本例崩漏症状表述没有直接提示上下、左右、前后的元素,所以空间辨证不从特殊整体表象切入。

双焦切入：本例崩漏虚证明显，直接从单焦切入，不考虑从双焦切入。

总之，神农辨证属阴时：上下（火＋土＋金）。

2. 八纲气血津液辨证

本例崩漏，八纲气血津液辨证属气血亏虚之证。

3. 处方用药

（1）选类方

阴时上下类方，组成为：火性药＋土性药＋金性药。

（2）选药物

①火性药的选用

火性药选用防风、细辛。防风、细辛祛风止眩晕，载药上行。

②土性药的选用

土性药选用黄芪、当归、五味子、桑寄生、甘草。黄芪、当归、五味子、桑寄生补气敛阳，黄芪、当归补气生血，为主药，五味子，《本经》谓之"主劳伤羸瘦，补不足"，桑寄生补不足。

③金性药的选用

金性药选用赤芍、地榆、茜草、续断、乌贼鱼骨。赤芍疏肝柔肝，地榆、茜草、乌贼鱼骨止血补血，续断补益肝肾。

诸药合用，补气生血、柔肝止血而出血止。

4. 药性分析

火性药：防风 15g　细辛 3g

土性药：黄芪 25g　当归 15g　五味子 10g　桑寄生 15g　甘草 5g

金性药：赤芍 15g　地榆 15g　茜草 20g　续断 15g　乌

贼鱼骨 15g

5. 中药处方

防风 15g　细辛 3g　黄芪 25g　当归 15g　五味子 10g
桑寄生 15g　甘草 5g　赤芍 15g　地榆 15g　茜草 20g　续断
15g　乌贼鱼骨 15g

煎服，共 7 剂。服药后血止。

（九）带下病

时间：2011 年 9 月 8 日 15 时 37 分。

姓名：黄某。

性别：女。

年龄：34 岁。

病情简介：白带多且色黄有异味，腰痛，便秘，头痛，眩
晕，舌红，苔薄，脉细。

西医诊断：盆腔炎。

中医诊断：带下病。

辨证论治：

1. 神农辨证

（1）辨时间

发病时间为 9 月，属阴，采用阴时类方。

（2）辨空间

单焦切入：本例带下病病机较复杂，空间辨证不从单焦
切入。

特殊整体表象切入：本例带下病上有头痛、眩晕，下有腰
痛、便秘、白带异常，属于清阳不升、浊阴不降，上虚下实，
治宜升清降浊、调和上下。

双焦切入：

是否有上焦病证？本例带下病上见头痛、眩晕，从上焦病证辨证。

是否有中焦病证？本例没有胃痛、反酸、嗳气等中焦表现，所以排除中焦病证。

是否有下焦病证？本例带下病下有腰痛、便秘、白带异常，从下焦病证辨证。

总之，神农辨证属阴时：上下（火＋土＋金）。

2. 八纲气血津液辨证

本例带下病，八纲气血津液辨证属脾虚化湿、虚实夹杂之证。

3. 处方用药

（1）选类方

阴时上下类方，组成为：火性药＋土性药＋金性药。

（2）选药物

①火性药的选用

火性药选用防风、白芷。防风、白芷引药上行、祛头风，白芷《本经》谓之"主治女人漏下赤白"，可用于妇女带下诸疾。

②土性药的选用

土性药选用菟丝子、白术、甘草、桑寄生、山药。菟丝子、桑寄生补气、强腰、益精，白术、山药补气，山药，《本经》谓之"补中益气力，长肌肉"，甘草补气、和诸药。

③金性药的选用

金性药选用地榆、卷柏、生地黄、赤芍、续断。生地黄、赤芍疏肝补血，地榆、卷柏调肝、清热、止带，卷柏，《本经》

谓之"主女子阴中寒热痛",地榆,《本经》谓之"主带下病",二药对妇科炎症有较好的消炎止痛作用。

诸药合用,健脾燥热、疏肝清热而带下止。

4. 药性分析

火性药:防风 15g 白芷 5g

土性药:菟丝子 15g 白术 15g 甘草 5g 桑寄生 15g 山药 15g

金性药:地榆 10g 卷柏 10g 生地黄 15g 赤芍 15g 续断 15g

5. 中药处方

防风 15g 白芷 5g 菟丝子 15g 白术 15g 甘草 5g 桑寄生 15g 山药 15g 地榆 10g 卷柏 10g 生地黄 15g 赤芍 15g 续断 15g

水煎内服,共 5 剂。服药后腰痛减,带下明显减少。

（十）闭经

时间:2011 年 10 月 9 日 16 时 33 分。

姓名:黄某。

性别:女。

年龄:34 岁。

病情简介:闭经 2 月余。患者反复闭经多年,既往常靠注射黄体酮针来月经,也有间歇用中药调理,效果欠佳。患者体胖,平素疲倦畏寒、容易感冒,伴有眩晕、脱发、颜面色斑。舌红,苔薄,脉沉细。

西医诊断:闭经。

中医诊断:闭经。

辨证论治：

1. 神农辨证

（1）辨时间

发病时间为 10 月，属阴，采用阴时类方。

（2）辨空间

单焦切入：本例闭经病机较复杂，空间辨证不从单焦切入。

特殊整体表象切入：本例闭经症状表述没有直接提示上下、左右、前后的元素，所以空间辨证不从特殊整体表象切入。

双焦切入：

是否有上焦病证？本例闭经由于时间较长，患者有较长用药史，出现明显虚象，从上焦病证辨证。

是否有中焦病证？本例没有胃痛、反酸、嗳气等中焦表现，所以排除中焦病证。

是否有下焦病证？闭经乃经血不畅，从血瘀论治，血证从下焦病证辨证。

总之，神农辨证属阴时：上下（火＋土＋金）。

2. 八纲气血津液辨证

本例闭经，八纲气血津液辨证属精血亏虚、瘀血内阻之证。

3. 处方用药

（1）选类方

阴时上下类方，组成为：火性药＋土性药＋金性药。

（2）选药物

①火性药的选用

火性药选用杜仲、白芷、川芎。川芎、白芷引药上行、祛风止眩，川芎，《本经》谓之"主妇人血闭无子"，白芷，《本经》谓之"主血闭"，二者皆有通血闭功效，杜仲温补精气。

②土性药的选用

土性药选用当归、菟丝子、甘草、桑寄生。当归补气血，菟丝子、桑寄生补益精气，甘草补气、调和诸药，甘草，《本经》谓之"长肌肉，倍力"，可见甘草补气长肌肉。

③金性药的选用

金性药选用赤芍、卷柏、生地黄、桃仁、续断。赤芍、桃仁、生地黄入肝经络，柔肝和肝、补血止血，卷柏，《本经》谓之"主血闭绝子"，故可通经活血。

诸药合用，精血双补、活血通经而治闭经。

4. 药性分析

火性药：杜仲 15g　白芷 5g　川芎 5g

土性药：当归 15g　菟丝子 15g　甘草 5g　桑寄生 15g

金性药：赤芍 15g　卷柏 15g　生地黄 15g　桃仁 15g　续断 15g

5. 中药处方

杜仲 15g　白芷 5g　川芎 5g　当归 15g　菟丝子 15g　甘草 5g　桑寄生 15g　赤芍 15g　卷柏 15g　生地黄 15g　桃仁 15g　续断 15g

水煎内服，共 7 剂。

患者服药后复诊，诉服药 3 剂后来月经，经期没停药，现在月经已干净，就来继续调理。效不更方，原方再服 7 剂后，嘱其以后半年中，每月月经干净后用中药调理，以善其后。

（十一）舌痛

时间：2010 年 10 月 15 日 17 时。

姓名：沈某。

性别：男。

年龄：49 岁。

病情简介：舌边疼痛 1 年余，睡眠欠佳，易醒，口干，排便异常，大便稀溏或便秘交替，患者四处寻医未果。舌淡，苔腻，脉弦。

西医诊断：舌炎。

中医诊断：舌痛。

辨证论治：

1. 神农辨证

（1）辨时间

发病时间为 10 月，属阴，采用阴时类方。

（2）辨空间

单焦切入：本例舌痛病机较复杂，空间辨证不从单焦切入。

特殊整体表象切入：本例舌痛上有舌痛表现，下有大便异常表现，属于上下关系失调。

双焦切入：

是否有上焦病证？本例舌痛兼有睡眠欠佳、易醒、口干，病位在上，从上焦病证辨证。

是否有中焦病证？本例没有胃痛、反酸、嗳气等中焦表现，所以排除中焦病证。

是否有下焦病证？本例舌痛兼有排便异常，大便稀溏或便秘交替，病位在大肠，大肠属于下焦，从下焦病证辨证。

总之，神农辨证属阴时：上下（火＋土＋金）。

2. 八纲气血津液辨证

本例舌痛病程较长，八纲气血津液辨证属虚实夹杂之证。

3. 处方用药

（1）选类方

阴时上下类方，组成为：火性药＋土性药＋金性药。

（2）选药物

①火性药的选用

火性药选用细辛、防风、淫羊藿、石菖蒲。细辛、防风、淫羊藿补精益气，《本经》中谓淫羊藿"主茎中痛"，而有文献记载阴茎与舌皆为"宗根"，所以笔者认为，既然淫羊藿能治疗宗根之茎中痛，也可以治疗同为宗根之舌痛，于是采用本要药为主，结果收效明显。以上是笔者个人见解，不知是否妥当，有待同仁一起验证。再者，石菖蒲，《本经》谓之"补五脏，通九窍"，适用于五官科疾病。

②土性药的选用

土性药选用玉竹、甘草、白术、天冬、五味子。玉竹、甘草、白术、天冬滋阴补气，五味子养心滋阴。

③金性药的选用

金性药选用赤芍、生地黄、地榆。赤芍、生地黄入肝经络，疏肝柔肝、滋阴活血，地榆用于大肠湿热，《素问·通评虚实论》曰："九窍不利，肠胃之所生也。"所以，利肠胃以通利九窍五官。

诸药合用，畅通上下、调和寒热而舌痛止。

4. 药性分析

火性药：细辛 3g　防风 15g　淫羊藿 20g　石菖蒲 15g

土性药：玉竹 15g　甘草 5g　白术 15g　天冬 15g　五味子 10g

金性药：赤芍 15g　生地黄 15g　地榆 15g

5. 中药处方

细辛 3g　防风 15g　淫羊藿 20g　石菖蒲 15g　玉竹 15g 甘草 5g　白术 15g　天冬 15g　五味子 10g　赤芍 15g　生地黄 15g　地榆 15g

煎服，连服 14 剂。舌痛愈。药后随诊一年余，舌痛未再发。

（十二）脱发

时间：2007 年 10 月 16 日。

姓名：陆某。

性别：女。

年龄：34 岁。

病情简介：脱发 3 个月，疲倦乏力，精神不振，眩晕头痛，急躁易怒，睡眠欠佳，便干，舌红，苔薄，脉弦涩。

西医诊断：脱发。

中医诊断：脱发。

辨证论治：

1. 神农辨证

（1）辨时间

发病时间为 10 月，属阴，采用阴时类方。

（2）辨空间

单焦切入：本例脱发兼有疲倦乏力、精神不振、眩晕头痛等虚证表现，属气血亏虚，从虚证辨证，神农辨证体系中虚证从上焦病证辨证。

特殊整体表象切入：本例脱发症状表述没有直接提示上下、左右、前后的元素，所以空间辨证不从特殊整体表象切入。

双焦切入：

是否有上焦病证？本例脱发有疲倦乏力、精神不振、眩晕头痛等虚证表现，属气血亏虚，从虚证辨证，神农辨证体系中虚证从上焦病证辨证。

是否有中焦病证？本例没有胃痛、反酸、嗳气等中焦表现，所以排除中焦病证。

是否有下焦病证？本例脱发兼有急躁易怒、便干，急躁易怒为肝郁所致，而便干病位在大肠，二者病位皆在下焦，从下焦病证辨证。

总之，神农辨证属阴时：上下（火 + 土 + 金）。

2. 八纲气血津液辨证

本例脱发，八纲气血津液辨证属气血亏虚、肝郁脾虚之证。

3. 处方用药

（1）选类方

阴时上下类方，组成为：火性药 + 土性药 + 金性药。

（2）选药物

①火性药的选用

火性药选用防风、细辛。防风、细辛载药上行、疏风止眩。

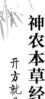

②土性药的选用

土性药选用黄芪、菟丝子、女贞子、桑寄生、当归。黄芪、菟丝子、女贞子、桑寄生、当归补血填精、美颜护发。

③金性药的选用

金性药选用赤芍、麦芽、生地黄、续断。赤芍、麦芽疏肝解郁，麦芽虽未见于《本经》，但就其柔肝的药性特点，当入肝经络，属金性药。生地黄、续断和血、滋补肝肾。

诸药合用，气血双补、疏肝解郁。

4. 药性分析

火性药：防风 15g　细辛 3g

土性药：黄芪 30g　菟丝子 15g　女贞子 15g　桑寄生 15g　当归 15g

金性药：赤芍 15g　麦芽 30g　生地黄 15g　续断 15g

5. 中药处方

防风 15g　细辛 3g　黄芪 30g　菟丝子 15g　女贞子 15g 桑寄生 15g　当归 15g　赤芍 15g　麦芽 30g　生地黄 15g 续断 15g

煎服，共 14 剂。

服上方后无脱发，睡眠改善。

（十三）颜面色斑

时间：2010 年 11 月 3 日 16 时。

姓名：许某。

性别：女。

年龄：37 岁。

病情简介：颜面色斑，口臭口干，月经量偏少，舌红，苔薄黄腻。

西医诊断：黄褐斑。

中医诊断：颜面色斑。

辨证论治：

1. 神农辨证

（1）辨时间

发病时间为11月，属阴，采用阴时类方。

（2）辨空间

单焦切入：本例颜面色斑病机较复杂，空间辨证不从单焦切入。

特殊整体表象切入：本例颜面色斑症状表述没有直接提示上下、左右、前后的元素，所以空间辨证不从特殊整体表象切入。

双焦切入：

是否有上焦病证？本例颜面色斑，从病位分析，颜面在上，从上焦病证辨证。

是否有中焦病证？本例没有胃痛、反酸、嗳气等中焦表现，所以排除中焦病证。

是否有下焦病证？本例颜面色斑兼有月经量少，月经量少乃血瘀，血证在神农辨证体系中属于下焦病证。

总之，神农辨证属阴时：上下（火＋土＋金）。

2. 八纲气血津液辨证

本例颜面色斑，八纲气血津液辨证属气虚血瘀之证。

3. 处方用药

（1）选类方

阴时上下类方，组成为：火性药＋土性药＋金性药。

（2）选药物

①火性药的选用

火性药选用川芎、白芷。川芎、白芷引药上行，白芷《本经》谓之"长肌肤，润泽，可作面脂"，具有美颜祛斑作用。

②土性药的选用

土性药选用黄芪、菟丝子、冬瓜子、桑寄生、甘草、当归。黄芪、菟丝子、冬瓜子补气填精美容，菟丝子《本经》谓之"去面皯"，而冬瓜子《本经》谓之"令人悦泽，好颜色，益气不饥"，可见该药可益气美容。

③金性药的选用

金性药选用赤芍、生地黄、桃仁、续断。赤芍入肝经络，疏肝解郁，生地黄、桃仁、续断活血生新。

诸药合用，补气补精、活血祛斑。

4. 药性分析

火性药：川芎 5g　白芷 5g

土性药：黄芪 15g　菟丝子 15g　冬瓜子 15g　桑寄生 15g　甘草 5g　当归 15g

金性药：赤芍 15g　生地黄 15g　桃仁 15g　续断 15g

5. 中药处方

川芎 5g　白芷 5g　黄芪 15g　菟丝子 15g　冬瓜子 15g　桑寄生 15g　甘草 5g　当归 15g　赤芍 15g　生地黄 15g　桃仁 15g　续断 15g

煎服，共 21 剂。

颜面色斑明显淡化，局部色斑消失。

（十四）腰痛

时间：2011年8月5日17时20分。

姓名：谢某。

性别：女。

年龄：42岁。

病情简介：反复腰痛多年，平素畏寒，尤以下半身为甚，纳眠可，月经量少，偶见肢体麻木，舌红，苔薄，脉弦滑。

西医诊断：腰肌劳损。

中医诊断：腰痛。

辨证论治：

1. 神农辨证

（1）辨时间

发病时间为8月，属阴，采用阴时类方。

（2）辨空间

单焦切入：本例腰痛虚损表现明显，从虚辨证，神农辨证体系中虚证从上焦病证辨证。

特殊整体表象切入：本例腰痛以下半身为主，属于机体上下关系失调，治疗当以调理上下。

双焦切入：本例腰痛以下半身为主，明显提示上下关系失调，当从上下关系切入，不考虑从双焦切入。

总之，神农辨证属阴时：上下（火＋土＋金）。

2. 八纲气血津液辨证

本例腰痛以下半身为主，畏寒明显，八纲气血津液辨证属阳气不足之证。

3. 处方用药

（1）选类方

阴时上下类方，组成为：火性药＋土性药＋金性药。

（2）选药物

①火性药的选用

火性药选用杜仲、淫羊藿、干姜、细辛。杜仲、淫羊藿、干姜、细辛温阳补气、健骨强腰，杜仲《本经》谓之"主腰膝痛，补中，益精气，坚筋骨"。

②土性药的选用

土性药选用黄芪、甘草、当归、桑寄生。黄芪、甘草、当归温中补气，桑寄生《本经》谓之"主腰痛"。

③金性药的选用

金性药选用熟附子、赤芍、续断。赤芍柔肝活血，续断补益肝肾，熟附子温补肾阳。

诸药合用，温阳行气、活血化瘀、畅通上下而腰痛得愈。

4. 药性分析

火性药：杜仲 20g　淫羊藿 15g　干姜 10g　细辛 3g

土性药：黄芪 20g　甘草 5g　当归 15g　桑寄生 15g

金性药：熟附子 15g　赤芍 15g　续断 15g

5. 中药处方

杜仲 20g　淫羊藿 15g　干姜 10g　细辛 3g　黄芪 20g　甘草 5g　当归 15g　桑寄生 15g　熟附子 15g（先煎）　赤芍 15g　续断 15g

煎服，共 14 剂。

二诊，服药后畏寒稍改善，更服 21 剂，服药后腰痛得愈。

二、阳时上下类方

（一）眩晕

时间：2011 年 4 月 15 日 15 时 42 分。

姓名：李某。

性别：男。

年龄：80 岁。

病情简介：眩晕十余天，纳差，口干，夜尿频，便秘，排便不畅，舌红，苔薄，脉弦滑。高血压病史多年，长期服用降压药。

西医诊断：高血压。

中医诊断：眩晕。

辨证论治：

1. 神农辨证

眩是指眼花或眼前发黑，晕是指头晕甚或感觉自身或外界景物旋转。二者常并见，故统称为"眩晕"。轻者闭目即止；重者如坐车船，旋转不定，不能站立，或伴有恶心、呕吐、汗出，甚则昏倒等症状。

（1）辨时间

发病时间为 4 月，属阳，采用阳时类方。

（2）辨空间

单焦切入：本例眩晕病机较复杂，空间辨证不从单焦切入。

特殊整体表象切入：本例上有眩晕，下见便秘、排便不畅，当属上下关系失调，当调整上下。

双焦切入：

是否有上焦病证？本例上有眩晕，从上焦病证辨证。

是否有中焦病证？本例没有胃痛、反酸、嗳气等中焦表现，所以排除中焦病证。

是否有下焦病证？本例上有眩晕，下见便秘、排便不畅，从下焦病证辨证。

总之，神农辨证属阳时：上下（金＋石＋火）。

2. 八纲气血津液辨证

本例眩晕，八纲气血津液辨证属肝肾亏虚、肝阳上亢之证。

3. 处方用药

（1）选类方

阳时上下类方，组成为：金性药＋石性药＋火性药。

（2）选药物

①金性药的选用

金性药选用赤芍、丹参、续断、玄参。赤芍、丹参入肝经络，柔肝和血，血和风自灭，续断入下焦肝经，补益肝肾，玄参补肾润燥通便。

②石性药的选用

石性药选用蝉蜕、升麻、龙骨、天麻。蝉蜕、升麻、天麻祛风升清，龙骨潜阳安神。

③火性药的选用

火性药选用杜仲、防风、细辛、石菖蒲。防风、细辛祛风升清、止眩晕，杜仲入太阳膀胱经络，温补阳气，强壮腰背，石菖蒲化痰开窍。

诸药合用，调和上下、升清降浊、潜阳息风而眩晕止。

4. 药性分析

金性药：赤芍 15g　丹参 15g　续断 15g　玄参 15g

石性药：蝉蜕 5g　升麻 10g　龙骨 15g　天麻 15g

火性药：杜仲 20g　防风 15g　细辛 3g　石菖蒲 15g

5. 中药处方

赤芍 15g　丹参 15g　续断 15g　玄参 15g　蝉蜕 5g　升麻 10g　龙骨 15g（先煎）　天麻 15g　杜仲 20g　防风 15g　细辛 3g　石菖蒲 15g

煎服，共 5 剂。

服药后眩晕止，更服 14 剂，眩晕未再发。

（二）脑鸣

时间：2012 年 3 月 14 日 16 时 1 分。

姓名：陈某。

性别：女。

年龄：48 岁。

病情简介：脑鸣二年多，睡眠欠佳，头痛，腰酸痛，便秘，紧张焦虑，急躁易怒，舌红，苔薄，脉细。

西医诊断：脑鸣。

中医诊断：脑鸣。

辨证论治：

1. 神农辨证

（1）辨时间

发病时间为 3 月，属阳，采用阳时类方。

（2）辨空间

单焦切入：本例脑鸣病机较复杂，空间辨证不从单焦切入。

特殊整体表象切入：本例脑鸣，从病位看，上见头痛脑鸣，下有腰酸痛、便秘，乃清阳不升、浊阴不降之证，上下关系失调。

双焦切入：

是否有上焦病证？本例脑鸣上见头痛脑鸣，从上焦病证辨证。

是否有中焦病证？本例没有胃痛、反酸、嗳气等中焦表现，所以排除中焦病证。

是否有下焦病证？本例脑鸣下有腰酸痛、便秘，从下焦病证辨证。

总之，神农辨证属阳时：上下（金＋石＋火）。

2. 八纲气血津液辨证

本例脑鸣，八纲气血津液辨证乃髓海空虚之证。

3. 处方用药

（1）选类方

阳时上下类方，组成为：金性药＋石性药＋火性药。

（2）选药物

①金性药的选用

金性药选用白芍、丹参、续断。白芍、丹参入厥阴肝经络，有疏肝解郁作用，续断补益肝肾。

②石性药的选用

石性药选用升麻、天麻、蝉蜕、蜈蚣。升麻、天麻升清祛风，治头风，蝉蜕、蜈蚣祛风通络。

③火性药的选用

火性药选用苍耳子、石菖蒲、防风、细辛、杜仲。防风、细辛疏风通窍，石菖蒲开心孔，苍耳子《本经》谓之"久服耳目聪明"，有祛风通窍作用，可治疗五官科疾病，杜仲入太阳膀胱经络，温阳气，壮腰背，《本经》谓之"益精气，坚筋骨，强志"，有补益精气作用。

诸药合用，升清降浊、补肾填精、疏肝开窍、活血通络而脑鸣止。

4. 药性分析

金性药：白芍 15g　丹参 15g　续断 15g

石性药：升麻 10g　天麻 15g　蝉蜕 3g　蜈蚣 2 条。

火性药：苍耳子 5g　石菖蒲 15g　防风 15g　细辛 3g 杜仲 15g

5. 中药处方

白芍 15g　丹参 15g　续断 15g　升麻 10g　天麻 15g 蝉蜕 3g　蜈蚣 2 条　苍耳子 5g　石菖蒲 15g　防风 15g　细辛 3g　杜仲 15g

水煎内服，共 7 剂。

二诊，脑鸣头痛明显改善，诉睡眠欠佳，原方加远志、合欢花各 5g，继续调养。水煎内服，共 21 剂。脑鸣消除，诸症调。

（三）便秘

时间：2010 年 1 月 29 日 14 时。

姓名：张某。

性别：女。

年龄：29 岁。

病情简介：反复便秘多年，无便意，畏寒肢冷，口干但不欲多饮，眼睛干涩，肢体麻木，腹胀满，未见胃疼痛，既往因便秘常服清热泻下药物，舌红，苔薄，舌底静脉迂曲，脉弦细。

西医诊断：便秘。

中医诊断：便秘。

辨证论治：

1. 神农辨证

（1）辨时间

发病时间为 1 月，属阳，采用阳时类方。

（2）辨空间

单焦切入：本例便秘病机较复杂，空间辨证不从单焦切入。

特殊整体表象切入：本例便秘症状表述没有直接提示上下、左右、前后的元素，所以空间辨证不从特殊整体表象切入。

双焦切入：

是否有上焦病证？本例便秘见腹胀满、无便意、畏寒，是上焦心肺力量不足之气虚，从上焦病证辨证。

是否有中焦病证？本例没有胃痛、反酸、嗳气等中焦表现，所以排除中焦病证。

是否有下焦病证？本例便秘病位在大肠，神农辨证体系中大肠属于下焦，总关下焦肝肾，从下焦病证辨证。

总之，神农辨证属阳时：上下（金 + 石 + 火）。

2. 八纲气血津液辨证

本例便秘患者畏寒肢冷、肢体麻木，八纲气血津液辨证为阳气虚衰夹瘀血之便秘。

3. 处方用药

（1）选类方

阳时上下类方，组成为：金性药＋石性药＋火性药。

（2）选药物

①金性药的选用

金性药选用赤芍、丹参、桃仁、玄参、黄柏。赤芍、丹参和血活血，桃仁活血兼可通便，玄参《本经》谓之"补肾气"，可补下焦肝肾，润肠通便，黄柏《本经》谓之"主肠胃中结气热"，兼可制约干姜、细辛等药之辛燥。

②石性药的选用

石性药选用升麻、木香。升麻、木香一升一降，是一对调理气机的主要药物。

③火性药的选用

火性药选用防风、厚朴、干姜、细辛、柏子仁。防风、厚朴、干姜、细辛入膀胱经，载药上行，温补阳气，柏子仁润肠通便。

诸药合用，升清降浊、温阳通瘀而润肠道。便秘多见清阳不升、浊阴不降，而上下起作用就能畅通上下之气，对于上下不调如上寒下热证、下寒上热证有较好调理作用，临床中常见虚不受补之人，若能调理上下便可补而不起火，尤其是某些特别容易上火之人，不少是由于上下不调导致，可考虑调动上下起作用，调理而使之不易上火。

4. 药性分析

金性药：赤芍 15g　丹参 15g　桃仁 15g　玄参 20g　黄柏 10g

石性药：木香 10g　升麻 5g

火性药：防风 15g　厚朴 5g　干姜 5g　细辛 3g　柏子仁 20g

5. 中药处方

赤芍 15g　丹参 15g　桃仁 15g　玄参 20g　黄柏 10g 木香 10g　升麻 5g　防风 15g　厚朴 5g　干姜 5g　细辛 3g 柏子仁 20g

煎服，共 10 剂。

随诊一年余，便秘未再发。

（四）阳痿

时间：2010 年 3 月 18 日 15 时。

姓名：张某。

性别：男。

年龄：46 岁。

病情简介：性功能下降半个月，勃起障碍，勃而不坚，坚而不久，有晨勃，小腹坠，患者紧张焦虑，胆小惊悸，偶见眩晕耳鸣，睡眠欠佳，舌红，苔薄，脉缓。

西医诊断：阳痿。

中医诊断：阳痿。

辨证论治：

1. 神农辨证

（1）辨时间

发病时间为 3 月，属阳，采用阳时类方。

（2）辨空间

单焦切入：本例阳痿病机较复杂，空间辨证不从单焦切入。

特殊整体表象切入：本例阳痿患者上见胆小心悸、睡眠欠佳，下有性功能障碍、阳痿，属上下不调、心肾不交证，从调理上下入手。

双焦切入：

是否有上焦病证？本例阳痿患者上见胆小心悸、睡眠欠佳，从上焦病证辨证。

是否有中焦病证？本例没有胃痛、反酸、嗳气等中焦表现，所以排除中焦病证。

是否有下焦病证？本例阳痿患者下有性功能障碍、阳痿，从下焦病证辨证。

总之，神农辨证属阳时：上下（金＋石＋火）。

2. 八纲气血津液辨证

本例阳痿，患者性功能障碍、胆小心悸、睡眠欠佳，八纲气血津液辨证属上下不调、心肾不交证。

3. 处方用药

（1）选类方

阳时上下类方，组成为：金性药＋石性药＋火性药。

（2）选药物

①金性药的选用

金性药选用赤芍、丹参、续断、生地黄。赤芍、丹参、生地黄入肝经络，柔肝活血，续断补益肝肾。

②石性药的选用

石性药选用木香、蛇床子。木香《本经》谓之"强志"，肾主志，"强志"就能补肾，蛇床子《本经》谓之"主男子阴痿"。

③火性药的选用

火性药选用巴戟天、淫羊藿、杜仲、石菖蒲、远志、合欢花。巴戟天、淫羊藿、杜仲等火性药，入膀胱经络，温补阳气，补一身之阳，使阳气上升，巴戟天《本经》谓之"主阴痿不起……增志"，淫羊藿《本经》谓之"主阴痿绝伤……强志"，杜仲《本经》谓之"益精气……强志"，三者合用可治男子阳痿不起，石菖蒲、远志、合欢花具有安神定志、开心孔作用，可治疗失眠。

诸药合用，疏肝补肾、强心定志、调和上下、畅顺气机。

4. 药性分析

金性药：赤芍 15g　丹参 15g　续断 15g　生地黄 15g

石性药：木香 10g　蛇床子 5g

火性药：巴戟天 15g　淫羊藿 15g　杜仲 15g　石菖蒲 15g　远志 5g　合欢花 5g

5. 中药处方

赤芍 15g　丹参 15g　续断 15g　生地黄 15g　木香 10g　蛇床子 5g　巴戟天 15g　淫羊藿 15g　杜仲 15g　石菖蒲 15g　远志 5g　合欢花 5g

煎服，共 7 剂。

嘱少抽烟、喝酒、吃辛辣食物，规律生活，增加锻炼，避免不良情绪。

二诊：勃起改善，在刺激下可勃起，原方再服 21 剂，诸症调和。

（五）遗精

时间：2011 年 5 月 11 日 15 时 54 分。

姓名：曾某。

性别：男。

年龄：34 岁。

病情简介：反复梦遗，睡眠障碍，多梦，腰酸痛，畏寒，精神不振，眩晕，耳鸣，健忘，舌红，苔腻，脉细。

西医诊断：遗精、睡眠障碍。

中医诊断：遗精。

辨证论治：

1. 神农辨证

（1）辨时间

发病时间为 5 月，属阳，采用阳时类方。

（2）辨空间

单焦切入：本例遗精病机较复杂，空间辨证不从单焦切入。

特殊整体表象切入：本例遗精上见眩晕、耳鸣、健忘、精神不振，下见腰痛、遗精，属于上下关系失调，当调整上下。

双焦切入：

是否有上焦病证？本例遗精上见眩晕、耳鸣、健忘、精神不振，从上焦病证辨证。

是否有中焦病证？本例没有胃痛、反酸、嗳气等中焦表现，所以排除中焦病证。

是否有下焦病证？本例遗精下见腰痛、遗精，从下焦病证辨证。

总之，神农辨证属阳时：上下（金＋石＋火）。

2. 八纲气血津液辨证

本例遗精上见眩晕、耳鸣、健忘、精神不振，下见腰痛、遗精，属于上下关系失调，八纲气血津液辨证属心肾不交证。

3. 处方用药

（1）选类方

阳时上下类方，组成为：金性药＋石性药＋火性药。

（2）选药物

①金性药的选用

金性药选用赤芍、丹参、续断。赤芍、丹参入肝经络，疏肝解郁，续断补益肝肾。

②石性药的选用

石性药选用木香、代赭石、龙骨。木香强志，代赭石、龙骨重镇安神兼可敛阳气，木香《本经》谓之"久服不梦寤魇寐"，可治疗多梦、多噩梦等证。

③火性药的选用

火性药选用淫羊藿、石菖蒲、远志、杜仲、黄连、柏子仁。淫羊藿、杜仲温阳气，石菖蒲、远志、柏子仁安神定志，黄连清心火。

诸药合用，心肾兼顾、强志止遗。

4. 药性分析

金性药：赤芍 15g　丹参 15g　续断 15g

石性药：木香 10g　龙骨 20g　代赭石 20g

火性药：淫羊藿 15g　石菖蒲 15g　远志 5g　杜仲。15g 黄连 5g　柏子仁 15g

5. 中药处方

赤芍 15g　丹参 15g　续断 15g　木香 10g　龙骨 20g（先煎）代赭石 20g（先煎）淫羊藿 15g　石菖蒲 15g　远志 5g 杜仲 15g　黄连 5g　柏子仁 15g

服上方并嘱其睡前用热水泡脚。

二诊：腰酸痛改善，多梦也有改善，仍有遗精，原方再加入淫羊藿 15g，连服 14 剂。

三诊：无遗精，诉血压偏低、眩晕，原方再加入防风 15g，连服 14 剂。服药后，诸症缓解，遗精未再发。

（六）耳鸣

时间：2011 年 4 月 8 日 14 时 37 分。

姓名：廖某。

性别：男。

年龄：38 岁。

病情简介：耳鸣，眩晕，头痛，腰酸痛，排便不畅，睡眠欠佳，口干，紧张焦虑，情绪低落，记忆力下降，健忘，注意力不集中，舌红，苔薄腻，脉弦滑。

西医诊断：耳鸣。

中医诊断：耳鸣。

辨证论治：

1. 神农辨证

（1）辨时间

发病时间为 4 月，属阳，采用阳时类方。

（2）辨空间

单焦切入：本例耳鸣病机较复杂，空间辨证不从单焦切入。

特殊整体表象切入：本例耳鸣上有耳鸣、眩晕、头痛、睡眠欠佳表现，下见排便不畅，而心气不足见健忘、注意力不集中，肝气不舒见情绪低落，证属上下失调，当调和上下。

双焦切入：

是否有上焦病证？本例耳鸣上有耳鸣、眩晕、头痛、睡眠欠佳表现，而心气不足见健忘、注意力不集中，从上焦病证辨证。

是否有中焦病证？本例没有胃痛、反酸、嗳气等中焦表现，所以排除中焦病证。

是否有下焦病证？本例耳鸣下见排便不畅，而肝气不舒见情绪低落，从下焦病证辨证。

总之，神农辨证属阳时：上下（金＋石＋火）。

2. 八纲气血津液辨证

本例耳鸣上有耳鸣、眩晕、头痛、睡眠欠佳表现，下见排便不畅，八纲气血津液辨证属心肾不交证。

3. 处方用药

（1）选类方

阳时上下类方，组成为：金性药＋石性药＋火性药。

（2）选药物

①金性药的选用

金性药选用赤芍、丹参、麦芽。麦芽未见于《本经》，但根据麦芽有疏肝解郁功效的推测，麦芽当入厥阴肝经络，属金性药，赤芍、丹参、麦芽入肝经络，疏肝解郁、活血化瘀。

②石性药的选用

石性药选用木香、龙骨、牡丹皮。木香芳香辟秽、开窍强志，龙骨重镇安神，牡丹皮清虚热。

③火性药的选用

火性药选用防风、细辛、杜仲、石菖蒲、远志、合欢花。防风、细辛入太阳膀胱经络，祛风止眩、引药上行，细辛《本经》谓之"明目，利九窍"，耳鸣为九窍不利，所以用细辛，杜仲温阳气、壮腰背，石菖蒲化痰通窍，《本经》谓之"补五脏，通九窍，明耳目"，远志、合欢花安神助眠，合欢《本经》谓之"安五脏，和心志，令人欢乐无忧"，乃中药中的抗抑郁药物。

诸药合用，通调上下、调补心肾、疏肝利窍而耳鸣止。

4. 药性分析

金性药：赤芍15g　麦芽30g　丹参15g

石性药：木香10g　龙骨20g　牡丹皮15g

火性药：防风15g　细辛3g　杜仲20g　石菖蒲15g　远志5g　合欢花5g

5. 中药处方

赤芍15g　麦芽30g　丹参15g　木香10g　龙骨20g（先煎）牡丹皮15g　防风15g　细辛3g　杜仲20g　石菖蒲15g　远志5g　合欢花5g

煎服，共14剂。

二诊：耳鸣稍改善，诉眩晕，症见舌红、苔薄腻、脉弦细，需继续调养。

（七）牙痛

时间：2012年2月13日9时。

姓名：郭某。

性别：男。

年龄：39岁。

病情简介：牙痛4天，头痛，口干，排便不畅，尿频，尿急，尿滴沥，夜尿频，舌红，苔薄，脉弦。

西医诊断：牙痛。

中医诊断：牙痛。

辨证论治：

1. 神农辨证

（1）辨时间

发病时间为2月，属阳，采用阳时类方。

（2）辨空间

单焦切入：本例牙痛病机较复杂，空间辨证不从单焦切入。

特殊整体表象切入：本例上有口腔症状，下有泌尿系统症状，但未见中焦表现，整体来说，属于上下关系失调，当调和上下。

双焦切入：

是否有上焦病证？本例牙痛上有口腔症状之牙痛，从上焦病证辨证。

是否有中焦病证？本例没有胃痛、反酸、嗳气等中焦表现，所以排除中焦病证。

是否有下焦病证？本例牙痛下有泌尿系统症状之排便不畅、尿频、尿急、尿滴沥、夜尿频，从下焦病证辨证。

总之，神农辨证属阳时：上下（金 + 石 + 火）。

2. 八纲气血津液辨证

本例牙痛上有牙痛、头痛、口干，属心火盛之实象，下见排便不畅、尿频、尿急、尿滴沥、夜尿频，属肝肾亏虚之虚象，八纲气血津液辨证属于上实下虚、虚火上炎之证。

3. 处方用药

（1）选类方

阳时上下类方，组成为：金性药 + 石性药 + 火性药。

（2）选药物

①金性药的选用

金性药选用赤芍、地榆、玄参。赤芍疏肝和血，地榆清下焦湿热，玄参归下焦肝肾，《本经》谓之"补肾气"，兼能清下焦湿热。

②石性药的选用

石性药选用木香、升麻、蝉蜕、贯众、牡丹皮。木香、升麻、蝉蜕化湿解毒兼有升清降浊作用，木香《本经》谓之"主淋露"，可以治疗前列腺疾病，贯众、牡丹皮清下焦湿热，牡丹皮《本经》谓之"主瘀血留舍肠胃"，具有清下焦邪热瘀血作用。

③火性药的选用

火性药选用防风、细辛、石膏、白芷。防风、细辛、白芷升清气，细辛、白芷止痛，石膏清热泻火，石膏《本经》谓之"主中风寒热"。

诸药合用，升清降浊、调和上下、滋阴清热而炎症缓解。

4. 药性分析

金性药：赤芍 15g　地榆 15g　玄参 15g

石性药：木香 5g　升麻 5g　蝉蜕 3g　贯众 15g　牡丹皮 15g

火性药：防风 15g　细辛 3g　石膏 30g　白芷 5g

5. 中药处方

赤芍 15g　地榆 15g　玄参 15g　木香 5g　升麻 5g　蝉蜕 3g　贯众 15g　牡丹皮 15g　防风 15g　细辛 3g　石膏 30g（先煎）　白芷 5g

水煎内服，共 4 剂。

服药后诸症愈。

（八）口疮

时间：2011年1月6日17时。

姓名：臧某。

性别：男。

年龄：35岁。

病情简介：反复口腔溃疡，大便偏多稀烂不成形，每天平均3次，夜尿频，平素痰多，身困重疲倦，舌胖，苔薄，脉弦滑。

西医诊断：口腔溃疡。

中医诊断：口疮。

辨证论治：

1. 神农辨证

（1）辨时间

发病时间为1月，属阳，采用阳时类方。

（2）辨空间

单焦切入：本例口腔溃疡病机较复杂，空间辨证不从单焦切入。

特殊整体表象切入：本例口腔溃疡上有口腔溃疡，下有便溏，其实这两个看似独立的症状有内在的联系，那就是机体上下失调，当以调动机体上下关系为主。

双焦切入：

是否有上焦病证？本例口腔溃疡上有口腔溃疡，属于口腔症状，从上焦病证辨证。

是否有中焦病证？本例没有胃痛、反酸、嗳气等中焦表现，所以排除中焦病证。

是否有下焦病证？本例口腔溃疡下有便溏，便溏属于下焦，从下焦病证辨证。

总之，神农辨证属阳时：上下（金＋石＋火）。

2. 八纲气血津液辨证

本例口腔溃疡患者平素痰多、身困重疲倦，八纲气血津液辨证属脾虚痰湿之证。

3. 处方用药

（1）选类方

阳时上下类方，组成为：金性药＋石性药＋火性药。

（2）选药物

①金性药的选用

金性药选用地榆、赤芍、黄柏。赤芍疏肝柔肝，地榆、黄柏燥湿止泻，黄柏《本经》谓之"止泄痢"。

②石性药的选用

石性药选用白头翁、升麻、木香。升麻、木香一升一降，通调上下气机，白头翁燥湿解毒。

③火性药的选用

火性药选用防风、厚朴、干姜。防风、厚朴、干姜辛散祛风燥湿，干姜《本经》谓之"主肠澼下利"，可治大便稀溏不成形之结肠炎。

诸药合用，升清降浊、健脾利湿、行气止泻而口腔溃疡得愈。

4. 药性分析

金性药：地榆 15g　赤芍 15g　黄柏 10g

石性药：白头翁 15g　木香 10g　升麻 10g

火性药：厚朴 5g　防风 15g　干姜 5g

5. 中药处方

地榆 15g　赤芍 15g　黄柏 10g　白头翁 15g　木香 10g
升麻 10g　厚朴 5g　防风 15g　干姜 5g

煎服，共 14 剂。

服药后口腔溃疡改善，大便稀溏改善，大便次数减少，大便成形。嘱其生活注意：少吃肥甘厚腻食物，少饮酒。加服 14 剂而诸症得愈。

三、阴时左右类方

（一）不寐

时间：2009 年 10 月 9 日 16 时。

姓名：林某。

性别：男。

年龄：40 岁。

病情简介：失眠 3 年，夜有盗汗，紧张焦虑，情绪低落，急躁易怒，左侧耳鸣，记忆力下降，注意力不集中，便秘，舌暗，苔薄，脉弦滑。

西医诊断：失眠。

中医诊断：不寐。

辨证论治：

不寐是以经常不能获得正常睡眠为特征的一类病证，主要表现为睡眠时间、睡眠深度不足，轻者入睡困难、寐而不酣、时寐时醒、醒后不能再寐，重者则彻夜不寐，常影响人们正常的工作、生活、学习和健康。

1. 神农辨证

（1）辨时间

发病时间为 10 月，属阴，采用阴时类方。

（2）辨空间

单焦切入：本例失眠病机较复杂，空间辨证不从单焦切入。

特殊整体表象切入：本例失眠出现"盗汗"，"但见一证便是"，得知本例属于营卫不调、表里不和，在神农辨证体系中属于左右关系不和，再加上患者诉有单侧耳鸣，属于单侧肌体病变，也提示左右不和，当调和左右。

双焦切入：本例失眠出现盗汗、单侧肌体病变，足以支持左右不和，不从双焦辨证切入。

总之，神农辨证属阴时：左右（金 + 石 + 木）。

2. 八纲气血津液辨证

本例失眠出现"盗汗"，并有紧张焦虑、情绪低落、急躁易怒、左侧耳鸣，八纲气血津液辨证属于表里不和、肝郁气滞之证。

3. 处方用药

（1）选类方

阴时左右类方，组成为：金性药 + 石性药 + 木性药。

（2）选药物

①金性药的选用

金性药选用赤芍、丹参、地榆。赤芍、丹参入厥阴肝经络，柔肝疏肝、化瘀安神，地榆《本经》谓之"止汗"，对于自汗、多汗、盗汗等汗证皆适宜。

②石性药的选用

石性药选用龙骨、木香、蝉蜕。龙骨、木香、蝉蜕入少阴肾经络，龙骨重镇安神，蝉蜕安神定惊，木香强志辟秽。

③木性药的选用

木性药选用柴胡、茯苓、桂枝、法半夏、百合。柴胡、茯苓、桂枝、法半夏、百合益气安神、行气和胃，茯苓《本经》谓之"久服安魂养神"，说明该药能安神助睡眠。

诸药合用，疏肝解郁、和解表里、调和左右而失眠愈。

4. 药性分析

金性药：赤芍 15g　丹参 15g　地榆 10g

石性药：龙骨 20g　木香 10g　蝉蜕 3g

木性药：柴胡 10g　茯苓 25g　桂枝 10g　法半夏 15g
百合 15g

5. 中药处方

赤芍 15g　丹参 15g　地榆 10g　龙骨 20g（先煎）　木香 10g　蝉蜕 3g　柴胡 10g　茯苓 25g　桂枝 10g　法半夏 15g
百合 15g

煎服，共 7 剂。

二诊：睡眠改善，无盗汗，疲倦、精神不振改善，诉性欲低。考虑乃肝肾亏虚，原方加入续断 15g，以调补肝肾。煎服，共 7 剂，诸症调解。

（二）痄腮（急性腮腺炎）

时间：2010 年 9 月 28 日 19 时。

姓名：何某。

性别：男。

年龄：41岁。

病情简介：右面颊肿痛1天，头痛，无咽喉痛和发热，小便黄，大便结，咽红，舌红，苔薄，脉弦滑。

西医诊断：急性腮腺炎。

中医诊断：急性腮腺炎。

辨证论治：

1. 神农辨证

（1）辨时间

发病时间为9月，属阴，采用阴时类方。

（2）辨空间

单焦切入：本例急性腮腺炎病机较复杂，空间辨证不从单焦切入。

特殊整体表象切入：本例单侧急性腮腺炎，从症状表现看，是属于左右关系的失调，"但见一证便是"，发病时间较短，当采用调整左右关系的治疗方法。虽然有头痛等上焦表现，但是仍然可用调整左右关系来治疗。

双焦切入：本例单侧急性腮腺炎，明显提示左右不和，足以支持左右不和，不从双焦辨证切入。

总之，神农辨证属阴时：左右（金＋石＋木）。

2. 八纲气血津液辨证

本例急性腮腺炎兼有头痛、小便黄、大便结、咽红、舌红、苔薄、脉弦滑，八纲气血津液辨证属湿热瘀阻之证。

3. 处方用药

（1）选类方

阴时左右类方，组成为：金性药＋石性药＋木性药。

（2）选药物

①金性药的选用

金性药选用赤芍、黄芩、大黄、苦杏仁。赤芍、黄芩、大黄清热解毒兼能活血，其中，大黄《本经》谓之"推陈致新"，在本例中既可清热解毒，又能通便活血，是本例主药，苦杏仁利咽喉。

②石性药的选用

石性药选用升麻、贯众、蝉蜕。升麻、贯众解毒辟不祥，蝉蜕疏风清热。

③木性药的选用

木性药选用茯苓、枳实、夏枯草、连翘、法半夏。茯苓、法半夏、枳实行气散结，夏枯草、连翘清热散结。

诸药合用，清热解毒、散结活血而肿痛止。

4. 药性分析

金性药：赤芍 15g　黄芩 15g　大黄 10g　苦杏仁 10g

石性药：升麻 10g　贯众 15g　蝉蜕 3g

木性药：茯苓 20g　枳实 15g　夏枯草 15g　连翘 15g法半夏 15g

5. 中药处方

赤芍 15g　黄芩 15g　大黄 10g　苦杏仁 10g　升麻 10g贯众 15g　蝉蜕 3g　茯苓 20g　枳实 15g　夏枯草 15g　连翘15g　法半夏 15g

煎服，共 5 剂。

服药后诸症得愈。

（三）痹证

时间：2011年8月13日15时22分。

姓名：黄某。

性别：男。

年龄：63岁。

病情简介：右手足麻痹，伴右足底疼痛半个月，口干，腰酸痛，胃胀满，便干，早醒，舌红，苔腻，脉弦滑。

西医诊断：慢性疼痛。

中医诊断：痹证。

辨证论治：

1. 神农辨证

（1）辨时间

发病时间为8月，属阴，采用阴时类方。

（2）辨空间

单焦切入：本例痹证病机较复杂，空间辨证不从单焦切入。

特殊整体表象切入：本例痹证右手足麻痹，伴右足底疼痛半个月，从症状表现看，是属于左右关系的失调，"但见一证便是"，发病时间较短，当采用调整左右关系的治疗方法。

双焦切入：本例痹证单侧肢体麻木，明显提示左右不和，足以支持左右不和，不从双焦辨证切入。

总之，神农辨证属阴时：左右（金＋石＋木）。

2. 八纲气血津液辨证

本例痹证患者年岁已高，所谓年过半百，阴气自半，又见口干、便干、腰酸痛，当从肝肾阴虚辨证；肢体麻木乃血流不畅，当从血瘀辨证。于是八纲气血津液辨证属肝肾阴虚、瘀血内阻之证。

3. 处方用药

（1）选类方

阴时左右类方，组成为：金性药＋石性药＋木性药。

（2）选药物

①金性药的选用

金性药选用赤芍、桃仁、丹参、水蛭、玄参。赤芍、丹参柔肝养血活血，玄参润燥，《本经》谓之"补肾气"，可滋补肝肾，水蛭《本经》谓之"主逐恶血，瘀血月闭，破血癥积聚"，能破血生新。

②石性药的选用

石性药选用徐长卿、蝉蜕。徐长卿利湿祛风，治风湿痹痛，蝉蜕祛风。

③木性药的选用

木性药选用茯苓、枳实、麦冬、桂枝、法半夏。茯苓、枳实、桂枝益阳气通脉，麦冬益阴气通脉，并可制约桂枝之辛燥。

诸药合用，调和左右、活血通脉、滋补肝肾而使肢体麻木疼痛缓解。

4. 药性分析

金性药：赤芍15g　桃仁15g　丹参15g　水蛭5g　玄参15g

石性药：徐长卿15g　蝉蜕3g

木性药：茯苓20g　枳实15g　麦冬15g　桂枝10g　法半夏15g

5. 中药处方

赤芍 15g 桃仁 15g 丹参 15g 水蛭 5g 玄参 15g 徐长卿 15g 蝉蜕 3g 茯苓 20g 枳实 15g 麦冬 15g 桂枝 10g 法半夏 15g

煎服，共 7 剂。

二诊：疼痛麻木改善，诉早醒有腹胀满，原方加入木香 10g，继续调养。煎服，共 7 剂。服药后麻木止。

（四）腹痛

时间：2011 年 9 月 4 日 15 时 47 分。

姓名：苏某。

性别：女。

年龄：54 岁。

病情简介：左下腹隐痛 1 个月，急躁易怒，便秘，咽喉痛，舌红，苔薄，脉滑。

西医诊断：腹痛。

中医诊断：腹痛。

辨证论治：

1. 神农辨证

（1）辨时间

发病时间为 9 月，属阴，采用阴时类方。

（2）辨空间

单焦切入：本例腹痛病机较复杂，空间辨证不从单焦切入。

特殊整体表象切入：本例单侧腹痛，从症状表现看，是属于左右关系的失调，"但见一证便是"，发病时间较短，当采用调整左右关系的治疗方法。

双焦切入：本例单侧腹痛明显提示左右不和，足以支持左右不和，不从双焦辨证切入。

总之，神农辨证属阴时：左右（金＋石＋木）。

2. 八纲气血津液辨证

本例腹痛伴有急躁易怒、便秘、咽喉痛、舌红、苔薄、脉滑。八纲气血津液辨证属气滞血瘀、胃肠湿热之证。

3. 处方用药

（1）选类方

阴时左右类方，组成为：金性药＋石性药＋木性药。

（2）选药物

①金性药的选用

金性药选用赤芍、桃仁、大黄、丹参、黄柏。赤芍、桃仁、大黄、丹参入厥阴肝经络，疏肝解郁、清热活血，黄柏能清下焦积热。

②石性药的选用

石性药选用木香、升麻。木香行气辟秽，升麻升清解毒。

③木性药的选用

木性药选用茯苓、枳实、法半夏、乌药、桔梗。茯苓、枳实、法半夏、乌药、桔梗益气行气，主心下结痛，桔梗《本经》谓之"主胸胁痛如刀刺，腹满肠鸣幽幽"，桔梗可宽胸行气，乌药《本经》虽未见记载，但就其"主心腹诸疼痛"的功效来看，当属于木性药，入少阳胆经络。

诸药合用，调和左右、疏肝行气、清热化瘀而腹痛得愈。

4. 药性分析

金性药：赤芍 15g　桃仁 10g　大黄 10g　丹参 15g　黄

柏 10g

石性药：木香 5g　升麻 5g

木性药：茯苓 20g　枳实 15g　法半夏 15g　乌药 15g
桔梗 15g

5. 中药处方

赤芍 15g　桃仁 10g　大黄 10g　丹参 15g　黄柏 10g
木香 5g　升麻 5g　茯苓 20g　枳实 15g　法半夏 15g　乌药
15g　桔梗 15g

煎服，共 5 剂。腹痛得愈。

（五）胁痛

时间：2011 年 9 月 27 日 18 时 54 分。

姓名：胡某。

性别：女。

年龄：31 岁。

病情简介：左胁疼痛数月，疲倦，腰酸痛，尿频，容易腹
泻，紧张焦虑，急躁易怒，舌红，苔薄，脉细。

西医诊断：胁痛。

中医诊断：胁痛。

辨证论治：

1. 神农辨证

（1）辨时间
发病时间为 9 月，属阴，采用阴时类方。

（2）辨空间
单焦切入：本例胁痛病机较复杂，空间辨证不从单焦
切入。

特殊整体表象切入：本例单侧胁痛，从症状表现看，是属于左右关系的失调，"但见一证便是"，发病时间较短，当采用调整左右关系的治疗方法。

双焦切入：本例单侧胁痛明显提示左右不和，足以支持左右不和，不从双焦辨证切入。

总之，神农辨证属阴时：左右（金＋石＋木）。

2. 八纲气血津液辨证

左胁疼痛数月，伴有紧张焦虑、急躁易怒、舌红、苔薄、脉细。八纲气血津液辨证属气滞血瘀之证。

3. 处方用药

（1）选类方

阴时左右类方，组成为：金性药＋石性药＋木性药。

（2）选药物

①金性药的选用

金性药选用蒲黄、赤芍、桃仁、丹参、大黄。蒲黄、赤芍、桃仁、丹参、大黄疏肝解郁、行气活血，大黄《本经》谓之"荡涤肠胃，推陈致新"，有活血清热作用。

②石性药的选用

石性药选用木香、牡丹皮。二药入少阴肾经络，通下焦肝肾，木香行气，牡丹皮《本经》谓之"主瘀血留舍肠胃"，可利肠胃血气。

③木性药的选用

木性药选用茯苓、枳壳、柴胡、法半夏、桔梗。茯苓、枳壳、柴胡、法半夏入中焦之少阳胆经络，可和胃利胆。枳壳与枳实功效相近，宽胸下气时枳壳缓而枳实速也，二药同属于木性药。桔梗行气宽胸。

诸药合用，疏肝解郁、行气活血而胁痛止。

4. 药性分析

金性药：蒲黄 15g　赤芍 15g　桃仁 15g　丹参 15g　大黄 10g

石性药：木香 10g　牡丹皮 15g

木性药：茯苓 25g　枳壳 15g　柴胡 10g　法半夏 15g 桔梗 10g

5. 中药处方

蒲黄 15g（包煎）　赤芍 15g　桃仁 15g　丹参 15g　大黄 10g　木香 10g　牡丹皮 15g　茯苓 25g　枳壳 15g　柴胡 10g　法半夏 15g　桔梗 10g

水煎内服，共 5 剂。

二诊：2011 年 10 月 10 日 19 时 27 分，胁痛缓解，症见舌红、苔薄、脉弦滑，效不更方，原方再服 7 剂，诸症消失。

（六）腹痛

时间：2011 年 11 月 9 日 14 时 43 分。

姓名：温某。

性别：女。

年龄：44 岁。

病情简介：左腹痛数月，脐周疼痛，大小便不利，胃胀满反酸，睡眠欠佳，口苦，紧张焦虑，急躁易怒，舌红，苔白，脉弦滑。

西医诊断：腹痛。

中医诊断：腹痛。

辨证论治：

1. 神农辨证

（1）辨时间

发病时间为 11 月，属阴，采用阴时类方。

（2）辨空间

单焦切入：本例腹痛病机较复杂，空间辨证不从单焦切入。

特殊整体表象切入：本例单侧腹痛，从症状表现看，是属于左右关系的失调，"但见一证便是"，发病时间较短，当采用调整左右关系的治疗方法。

双焦切入：

是否有上焦病证？本例腹痛未见上焦之头痛眩晕、虚劳诸疾，不从上焦病证辨证。

是否有中焦病证？本例腹痛兼有胃胀满反酸，从中焦病证辨证。

是否有下焦病证？本例腹痛见脐周疼痛、大小便不利，病位在下，从下焦病证辨证。

总之，神农辨证属阴时：左右（金 + 石 + 木）。

2. 八纲气血津液辨证

本例腹痛见脐周疼痛、睡眠欠佳、紧张焦虑、急躁易怒、舌红、苔白、脉弦滑。八纲气血津液辨证属肝郁气滞、气滞血瘀之证。

3. 处方用药

（1）选类方

阴时左右类方，组成为：金性药 + 石性药 + 木性药。

（2）选药物

①金性药的选用

金性药选用赤芍、丹参、大黄、桃仁。赤芍、丹参、大黄、桃仁疏肝解郁、行气活血。

②石性药的选用

石性药选用木香、贯众。木香行气，贯众清热解毒。

③木性药的选用

木性药选用茯苓、枳壳、法半夏、乌药、桔梗。茯苓、枳壳、法半夏、乌药行气止痛，乌药兼可治疗尿频，桔梗宽胸行气。

诸药合用，疏肝活血、行气止痛而腹痛得愈。

4. 药性分析

金性药：赤芍 15g　丹参 15g　大黄 10g　桃仁 15g

石性药：木香 10g　贯众 15g

木性药：茯苓 25g　枳壳 15g　法半夏 15g　乌药 15g
桔梗 15g

5. 中药处方

赤芍 15g　丹参 15g　大黄 10g　桃仁 15g　木香 10g
贯众 15g　茯苓 25g　枳壳 15g　法半夏 15g　乌药 15g　桔梗 15g

水煎内服，共 5 剂。

服药后腹痛得愈。

（七）子痛（附睾炎）

时间：2010 年 8 月 20 日 10 时。

姓名：冯某。

性别：男。

年龄：18岁。

病情简介：反复左阴囊坠胀隐痛3个月，患侧附睾肿大，阴囊内有一肿块，触痛明显，口干，大便可，小便黄，舌红，苔薄，脉弦。

西医诊断：附睾炎。

中医诊断：附睾炎。

辨证论治：

1. 神农辨证

（1）辨时间

发病时间为8月，属阴，采用阴时类方。

（2）辨空间

单焦切入：本例附睾炎病机较复杂，空间辨证不从单焦切入。

特殊整体表象切入：本例附睾炎左阴囊坠胀隐痛，从症状表现看，是属于左右关系的失调，"但见一证便是"，发病时间较短，当采用调整左右关系的治疗方法。

双焦切入：本例附睾炎左阴囊坠胀隐痛3个月，明显提示左右不和，足以支持左右不和，不从双焦辨证切入。

总之，神农辨证属阴时：左右（金＋石＋木）。

2. 八纲气血津液辨证

左阴囊坠胀隐痛3个月，患侧附睾肿大，阴囊内有一肿块，触痛明显，口干，大便可，小便黄，舌红，苔薄，脉弦。八纲气血津液辨证属肝经湿热、气滞血瘀之证。

3. 处方用药

（1）选类方

阴时左右类方，组成为：金性药＋石性药＋木性药。

（2）选药物

①金性药的选用

金性药选用生地黄、赤芍、黄芩。生地黄、赤芍入厥阴肝经络，肝经绕阴器，乃病患之所在，清热活血化瘀，黄芩《本经》谓之"下血闭"，有清热活血功效。

②石性药的选用

石性药选用升麻、重楼、贯众。升麻、重楼、贯众清热解毒。

③木性药的选用

木性药选用茯苓、枳实、夏枯草、连翘、海藻。枳实、夏枯草、连翘、海藻行气散结，茯苓益气散结。

诸药合用，调和左右、疏肝清热、散结活血而睾丸疼痛得愈。

4. 药性分析

金性药：生地黄 15g　赤芍 15g　黄芩 15g

石性药：升麻 10g　重楼 15g　贯众 15g

木性药：茯苓 15g　枳实 15g　夏枯草 15g　连翘 15g 海藻 15g

5. 中药处方

生地黄 15g　赤芍 15g　黄芩 15g　升麻 10g　重楼 15g 贯众 15g　茯苓 15g　枳实 15g　夏枯草 15g　连翘 15g　海藻 15g

煎服，共 7 剂。

二诊：服药期间疼痛缓解，停药稍疼痛，效不更方，原方再服 14 剂，诸症得愈。

（八）汗证

时间：2011 年 8 月 27 日 16 时 40 分。

姓名：董某。

性别：男。

年龄：42 岁。

病情简介：多汗、阵发性畏寒多年，多处寻医问药未果，腰痛，胃胀满，紧张焦虑，舌淡，苔白腻，脉弦。

西医诊断：自主神经功能紊乱。

中医诊断：汗证。

辨证论治：

1. 神农辨证

（1）辨时间

发病时间为 8 月，属阴，采用阴时类方。

（2）辨空间

单焦切入：本例汗证病机较复杂，空间辨证不从单焦切入。

特殊整体表象切入：本例汗证兼有阵发性畏寒，西医称为自主神经功能紊乱，属于中医营卫表里不和之证，当采用调整左右关系的治疗方法。

双焦切入：本例汗证兼有阵发性畏寒，属中医营卫表里不和之证，在神农辨证体系中属于左右不和，足以支持左右不和，故不从双焦辨证切入。

总之，神农辨证属阴时：左右（金＋石＋木）。

2. 八纲气血津液辨证

本例汗证兼有阵发性畏寒，属中医营卫表里不和；又见紧张焦虑，属肝气郁结。所以八纲气血津液辨证属于营卫不和、肝郁气滞之证。

3. 处方用药

（1）选类方

阴时左右类方，组成为：金性药 + 石性药 + 木性药。

（2）选药物

①金性药的选用

金性药选用麦芽、赤芍、地榆、丹参。麦芽、赤芍、丹参入肝经络，疏肝柔肝，和血活血，地榆调肝止汗，《本经》谓之"止汗，疗金疮"，所以用地榆以止汗。

②石性药的选用

石性药选用龙骨、木香、牡丹皮。龙骨重镇安神，木香定志辟不祥，牡丹皮滋阴气，兼可制约桂枝之温燥。

③木性药的选用

木性药选用茯苓、枳壳、法半夏、桂枝、山茱萸。茯苓、枳壳、法半夏、桂枝温通阳气、和解少阳，山茱萸收敛止汗，《本经》谓之"主心下邪气寒热，温中"，可用于中焦寒热不调。

诸药合用，调和营卫、疏肝解郁而多汗止。

4. 药性分析

金性药：麦芽 30g　赤芍 15g　地榆 15g　丹参 15g

石性药：龙骨 25g　木香 10g　牡丹皮 15g

木性药：茯苓 25g　枳壳 15g　法半夏 10g　桂枝 10g 山茱萸 15g

5. 中药处方

麦芽 30g　赤芍 15g　地榆 15g　丹参 15g　龙骨 25g（先

煎） 木香 10g 牡丹皮 15g 茯苓 25g 枳壳 15g 法半夏 10g 桂枝 10g 山茱萸 15g

水煎内服，共 21 剂。服药后多年的汗证得愈。

患者远从广东阳山隔几百公里来穗求医，为了求医，不惜每月两次来诊，最后治愈多年顽疾，患者十分感激。

四、阳时左右类方

（一）咽痛

时间：2010 年 12 月 30 日 17 时。

姓名：刘某。

性别：女。

年龄：28 岁。

病情简介：右侧咽喉疼痛 3 天，胃胀满，无发热流涕，右侧扁桃体 Ⅲ 度肿大，表面有散在脓点，口干，小便黄，舌红，苔厚腻，脉弦滑数。

西医诊断：急性扁桃体炎。

中医诊断：咽痛病。

辨证论治：

1. 神农辨证

（1）辨时间

发病时间为 12 月 30 日，属阳，采用阳时类方。

（2）辨空间

单焦切入：本例咽喉疼痛病机较复杂，空间辨证不从单焦切入。

特殊整体表象切入：本例右侧咽喉疼痛，从症状表现看，是属于左右关系的失调，"但见一证便是"，发病时间较短，当采用调整左右关系的治疗方法。

双焦切入：本例右侧咽喉疼痛明显提示左右不和，足以支持左右不和，故不从双焦辨证切入。

总之，神农辨证属阳时：左右（木＋水＋金）。

2. 八纲气血津液辨证

本例右侧咽喉疼痛见右侧扁桃体Ⅲ度肿大、表面有散在脓点、口干、小便黄、舌红、苔厚腻、脉弦滑数。八纲气血津液辨证属于湿热夹瘀之证。

3. 处方用药

（1）选类方

阳时左右类方，组成为：木性药＋水性药＋金性药。

（2）选药物

①木性药的选用

木性药选用茯苓、枳壳、夏枯草、连翘、法半夏。茯苓、枳壳、法半夏行气散结，夏枯草、连翘清热散结。

②水性药的选用

水性药选用天花粉、薏苡仁、积雪草、茵陈。天花粉、薏苡仁、积雪草茵陈清热利湿解毒，在这里我们也应该注意到，水性药物入阳明经络，许多药物都有通利通乳、堕胎滑胎作用，如薏苡仁、天花粉，所以，此类药物一般尽量避免用于孕妇。

③金性药的选用

金性药选用赤芍、黄芩、苦杏仁。赤芍活血化瘀，苦杏仁清热利咽，黄芩性味寒凉，《本经》谓之"下血痹"，故有清热活血功效。

诸药合用，调和左右、清热解毒、消痈散结而治咽喉疼痛。

4. 药性分析

木性药：茯苓25g　枳壳15g　夏枯草15g　连翘15g　法半夏10g

水性药：天花粉15g　薏苡仁30g　积雪草15g　茵陈15g

金性药：赤芍15g　黄芩15g　苦杏仁10g

5. 中药处方

茯苓25g　枳壳15g　夏枯草15g　连翘15g　法半夏10g　天花粉15g　薏苡仁30g　积雪草15g　茵陈15g　赤芍15g　黄芩15g　苦杏仁10g

煎服，共5剂。

咽喉无肿痛，诸症调。

（二）胸痹

时间：2011年3月17日19时41分。

姓名：郑某。

性别：男。

年龄：19岁。

病情简介：右胸隐痛3天，吞咽食物疼痛加重，呼吸无明显加重，疲倦，紧张焦虑，多疑易怒，舌红，苔薄，脉弦，胸部X光片提示无病变，多导联心电图未提示异常表现。

西医诊断：胸痛。

中医诊断：胸痹。

辨证论治：

1. 神农辨证

（1）辨时间

发病时间为3月，属阳，采用阳时类方。

（2）辨空间

单焦切入：本例胸痹病机较复杂，空间辨证不从单焦切入。

特殊整体表象切入：本例右胸隐痛，从症状表现看，是属于左右关系的失调，"但见一证便是"，发病时间较短，当采用调整左右关系的治疗方法。

双焦切入：本例右胸隐痛明显提示左右不和，足以支持左右不和，故不从双焦辨证切入。

总之，神农辨证属阳时：左右（木＋水＋金）。

2. 八纲气血津液辨证

本例右胸隐痛3天，伴紧张焦虑、多疑易怒、舌红、苔薄、脉弦。八纲气血津液辨证属于肝郁气滞之证。

3. 处方用药

（1）选类方

阳时左右类方，组成为：木性药＋水性药＋金性药。

（2）选药物

①木性药的选用

木性药选用茯苓、枳壳、法半夏、乌药、夏枯草、桔梗。茯苓、枳壳、法半夏、乌药、夏枯草、桔梗益气行气散结，主心下结气，茯苓《本经》谓之"主心下结痛"，当为主药。

②水性药的选用

水性药选用薏苡仁、牛膝。薏苡仁、牛膝清热下气。

③金性药的选用

金性药选用赤芍、桃仁、黄芩、丹参。赤芍、桃仁、黄芩、丹参入厥阴肝经络，疏肝活血，黄芩《本经》谓之"下血闭"。

诸药合用，调和左右、疏肝解郁、行气活血而疼痛消失。

4. 药性分析

木性药：茯苓 15g　枳壳 15g　法半夏 15g　乌药 15g　夏枯草 15g　桔梗 15g

水性药：薏苡仁 30g　牛膝 20g

金性药：赤芍 15g　桃仁 10g　黄芩 15g　丹参 15g

5. 中药处方

茯苓 15g　枳壳 15g　法半夏 15g　乌药 15g　夏枯草 15g　桔梗 15g　薏苡仁 30g　牛膝 20g　赤芍 15g　桃仁 10g　黄芩 15g　丹参 15g

水煎内服，共 3 剂。胸痛得愈。

二诊：一年多后再诊，症状同前，给予原方，再服 5 剂，药后诸症得愈。

（三）胃痛

时间：2012 年 1 月 22 日 15 时 11 分。

姓名：田某。

性别：女。

年龄：24 岁。

病情简介：胃痛 1 天，反酸呕吐，腹痛，腹泻，源于昨日不洁饮食，无发热，咽喉痛，舌红，苔薄，脉滑。

西医诊断：急性胃肠炎。

中医诊断：胃痛病。

辨证论治：

1. 神农辨证

（1）辨时间

发病时间为1月，属阳，采用阳时类方。

（2）辨空间

单焦切入：本例胃肠炎病机较复杂，空间辨证不从单焦切入。

特殊整体表象切入：本例胃肠炎症状表述没有直接提示上下、左右、前后的元素，所以空间辨证不从特殊整体表象切入。

双焦切入：是否有上焦病证？本例胃肠炎患者无头痛眩晕等属于上焦的表现，排除上焦病证。

是否有中焦病证？本例胃肠炎伴有反酸呕吐等中焦表现，所以从中焦病证辨证。

是否有下焦病证？本例胃肠炎有腹痛、腹泻，腹痛、腹泻在神农辨证体系中属于下焦病证。于是，空间辨证是中焦＋下焦。

总之，神农辨证属阳时：左右（木＋水＋金）。

2. 八纲气血津液辨证

本例胃肠炎有反酸呕吐、腹痛、腹泻、咽喉痛、舌红、苔薄、脉滑。八纲气血津液辨证属于胃肠湿热之证。

3. 处方用药

（1）选类方

阳时左右类方，组成为：木性药＋水性药＋金性药。

（2）选药物

①木性药的选用

木性药选用茯苓、枳壳、法半夏、夏枯草、陈皮。茯苓、枳壳、法半夏、夏枯草、陈皮清热行气、和中焦胃气。

②水性药的选用

水性药选用葛根、竹叶、栀子、薏苡仁。葛根清热泻火、止泻，薏苡仁、竹叶和胃下气、止呕，栀子清胃热。

③金性药的选用

金性药选用赤芍、黄柏、黄芩。赤芍、黄柏、黄芩疏肝利胆、清利湿热，黄柏入厥阴肝经络，有清下焦湿热作用。

诸药合用，清热利湿、行气和胃。

4. 药性分析

木性药：茯苓20g　枳壳15g　法半夏15g　夏枯草15g　陈皮10g

水性药：葛根20g　竹叶10g　栀子10g　薏苡仁20g

金性药：赤芍15g　黄柏15g　黄芩15g

5. 中药处方

茯苓20g　枳壳15g　法半夏15g　夏枯草15g　陈皮10g　葛根20g　竹叶10g　栀子10g　薏苡仁20g　赤芍15g　黄柏15g　黄芩15g

服药3剂后病愈。

（四）产后无乳

时间：2010年2月24日15时。

姓名：孔某。

性别：女。

年龄：26 岁。

病情简介：产后 1 个月，无乳，兼有潮热多汗，心烦易怒，便干，双下腹隐痛，舌淡，苔少，脉细。

西医诊断：产后无乳。

中医诊断：产后无乳。

辨证论治：

1. 神农辨证

（1）辨时间

发病时间为 2 月，属阳，采用阳时类方。

（2）辨空间

单焦切入：乳腺疾病在神农辨证体系中病位属于中焦，本例产后无乳从中焦病证辨证。

特殊整体表象切入：本例产后无乳症状表述虽没有直接提示上下、左右、前后的元素，但有潮热多汗等表里不和的表现，提示可以从左右关系不和切入。

双焦切入：本例产后无乳从单焦辨证切入足矣，无须从双焦辨证切入。

总之，神农辨证属阳时：左右（木 + 水 + 金）。

2. 八纲气血津液辨证

本例产后无乳兼有潮热多汗、心烦易怒、舌淡、苔少、脉细。八纲气血津液辨证属于表里不和、肝郁气滞之证。

3. 处方用药

（1）选类方

阳时左右类方，组成为：木性药 + 水性药 + 金性药。

（2）选药物

①木性药的选用

木性药选用茯苓、桂枝、枳实。茯苓、桂枝温通阳气，枳实行气破结。

②水性药的选用

水性药选用薏苡仁、泽兰、泽泻、牛膝。薏苡仁、泽兰、泽泻利水通乳，薏苡仁《本经》谓之"主风湿痹，下气"，泽兰《本经》谓之"主乳妇衄血"，泽泻《本经》谓之"主乳难"，牛膝引气下行。

③金性药的选用

金性药选用生地黄、赤芍、丹参、桃仁。生地黄、赤芍、丹参、桃仁入厥阴肝经络，和血活血，疏肝解郁。

诸药合用，疏肝解郁、益胃助乳而乳汁得下。

4. 药性分析

木性药：茯苓 25g   桂枝 5g   枳实 15g

水性药：薏苡仁 30g   泽兰 15g   泽泻 15g   牛膝 15g

金性药：生地黄 15g   赤芍 15g   丹参 15g   桃仁 15g

5. 中药处方

茯苓 25g   桂枝 5g   枳实 15g   薏苡仁 30g   泽兰 15g   泽泻 15g   牛膝 15g   生地黄 15g   赤芍 15g   丹参 15g   桃仁 15g

煎服，共 7 剂。服药后乳汁顺畅。

按：产后诸疾用药不宜大寒大热，恶露未尽不宜大补。乳汁为胃气化生，乳疾多与中焦相关，产后无乳，乃产后中焦水谷之气不足，于是化乳不足，治疗当调和中焦。

本例产后无乳，从单焦切入，从中焦病证辨证，发病在阳时，对应是阳时左右；而患者有潮热多汗、心烦易怒提示表里不和，表里不和当从左右关系辨证，发病在阳时，结果是阳时左右。所以本例从单焦或从特殊整体表象切入其辨证结果相同。可见，在临床中，有时辨证会出现从单焦、双焦、特殊整体表象切入均得出相同结果，于是辨证成立。而有时会出现三个切入点的辨证结果有异，此时该如何判断？对于这种情况，则要从整体出发，有所取舍。

可见，空间辨证可从"单焦""双焦""特殊"三个方面切入辨证。这就好比同一间屋子里的三扇门，究竟从哪而入，就要具体分析。

（五）乳癖

时间：2010 年 2 月 27 日 19 时。

姓名：许某。

性别：女。

年龄：33 岁。

病情简介：经前乳房胀痛，口苦，口臭，情绪低落，急躁易怒，反酸，时有便秘，舌红，舌底脉络迂曲，苔薄，脉弦。

西医诊断：乳腺增生。

中医诊断：乳癖。

辨证论治：

1. 神农辨证

（1）辨时间

发病时间为 2 月，属阳，采用阳时类方。

（2）辨空间

单焦切入：乳腺疾病在神农辨证体系中病位属于中焦，本例乳癖从中焦病证辨证。

特殊整体表象切入：本例乳癖症状表述没有直接提示上下、左右、前后的元素，不从特殊整体表象切入。

双焦切入：本例乳癖从单焦辨证切入足矣，无须从双焦辨证切入。

总之，神农辨证属阳时：左右（木＋水＋金）。

2. 八纲气血津液辨证

本例乳癖经前乳房胀痛，伴有情绪低落、急躁易怒、反酸、时有便秘、舌红、舌底脉络迂曲、苔薄、脉弦。八纲气血津液辨证属于肝郁气滞、气滞血瘀之证。

3. 处方用药

（1）选类方

阳时左右类方，组成为：木性药＋水性药＋金性药。

（2）选药物

①木性药的选用

木性药选用茯苓、枳壳、夏枯草、连翘。茯苓补气散结，枳壳行气破气，夏枯草、连翘清热散结。

②水性药的选用

水性药选用泽兰、牛膝、薏苡仁。泽兰、牛膝、薏苡仁行气通乳。

③金性药的选用

金性药选用大黄、生地黄、赤芍、丹参。大黄活血化瘀兼能通便，《本经》有"推陈致新"一说，生地黄、赤芍、丹参入厥阴肝经络，活血化瘀，柔肝和血。

诸药合用，疏肝解郁、散结止痛而疼痛缓解。

4. 药性分析

木性药：茯苓 20g　枳壳 15g　夏枯草 15g　连翘 15g

水性药：泽兰 15g　牛膝 20g　薏苡仁 30g

金性药：大黄 10g　生地黄 15g　赤芍 15g　丹参 15g

5. 中药处方

茯苓 20g　枳壳 15g　夏枯草 15g　连翘 15g　泽兰 15g
牛膝 20g　薏苡仁 30g　大黄 10g　生地黄 15g　赤芍 15g
丹参 15g

煎服，共 5 剂。

服药后无经前乳房胀痛。

（六）乳癖、崩漏

时间：2011 年 4 月 15 日 19 时 44 分。

姓名：许某。

性别：女。

年龄：34 岁。

病情简介：左侧乳房疼痛，月经淋沥不尽十余天，口干，
患者急躁易怒，时见腹痛，烦躁身热，小便黄，舌红，苔腻，
脉细。

西医诊断：乳腺增生。

中医诊断：乳癖、崩漏。

辨证论治：

乳腺增生属于中医乳癖范畴；子宫出血属于中医崩漏范
畴，其中出血量多为崩，出血量少、淋沥不尽为漏，本例属于
漏的范畴。

1. 神农辨证

（1）辨时间

发病时间为 4 月，属阳，采用阳时类方。

（2）辨空间

单焦切入：乳腺疾病在神农辨证体系中病位属于中焦，本

例乳癖从中焦病证辨证。而崩漏病位在子宫，子宫在神农辨证体系中属于中焦，也是从中焦病证辨证。

特殊整体表象切入：本例乳癖、崩漏症状表述没有直接提示上下、左右、前后的元素，不从特殊整体表象切入。

双焦切入：本例乳癖、崩漏从单焦辨证切入足矣，无须从双焦辨证切入。

总之，神农辨证属阳时：左右（木＋水＋金）。

2. 八纲气血津液辨证

本例乳癖、崩漏，左侧乳房疼痛、月经淋沥，患者急躁易怒、时见腹痛、烦躁身热、小便黄、舌红、苔腻、脉细。八纲气血津液辨证属于肝郁气滞、气滞血瘀之证。

3. 处方用药

（1）选类方

阳时左右类方，组成为：木性药＋水性药＋金性药。

（2）选药物

①木性药的选用

木性药选用茯苓、枳壳、法半夏、夏枯草、连翘、香附。茯苓、枳壳、法半夏通阳气、散瘀结，夏枯草、连翘消痈散结，香附《本经》未见记载，但香附的功效是疏肝行气兼可调经，可知该药当属木性药，入少阳经络。

②水性药的选用

水性药选用薏苡仁、牛膝、泽兰。薏苡仁、牛膝、泽兰利湿通乳。

③金性药的选用

金性药选用赤芍、地榆、生地黄、黄芩。赤芍、地榆、生地黄、黄芩入厥阴肝经络，可疏肝解郁、活血止血。

诸药合用，疏肝解郁、散结活血而诸症得以缓解。

4. 药性分析

木性药：茯苓 25g　枳壳 15g　法半夏 15g　夏枯草 15g
连翘 15g　香附 15g

水性药：薏苡仁 30g　牛膝 25g　泽兰 15g

金性药：赤芍 15g　地榆 15g　生地黄 15g　黄芩 15g

5. 中药处方

茯苓 25g　枳壳 15g　法半夏 15g　夏枯草 15g　连翘
15g　香附 15g　薏苡仁 30g　牛膝 25g　泽兰 15g　赤芍
15g　地榆 15g　生地黄 15g　黄芩 15g

煎服，共 5 剂。

服药后无乳房胀痛，月经淋沥不尽也得以止。

（七）崩漏

时间：2011 年 12 月 28 日 18 时 57 分。

姓名：梁某。

性别：女。

年龄：27 岁。

病情简介：月经淋沥不尽二十余天，平素时有胃腹胀满疼痛，排便不畅，时有下腹痛，既往有乳腺增生病史，平素急躁易怒，口渴不欲饮，舌暗紫，苔少，脉细。

西医诊断：功能失调性子宫出血。

中医诊断：崩漏。

辨证论治：

子宫出血属于中医崩漏范畴，其中出血量多为崩，出血量少、淋沥不尽为漏，本例属于漏的范畴。

1. 神农辨证

（1）辨时间

发病时间为 12 月 28 日，属阳，采用阳时类方。

（2）辨空间

单焦切入：崩漏病位在子宫，子宫在神农辨证体系中属于中焦，从中焦病证辨证。而既往有乳腺增生病史，乳腺疾病在神农辨证体系中病位属于中焦，本例乳癖，也从中焦病证辨证。

特殊整体表象切入：本例崩漏症状表述没有直接提示上下、左右、前后的元素，不从特殊整体表象切入。

双焦切入：本例崩漏从单焦辨证切入足矣，无须从双焦辨证切入。

总之，神农辨证属阳时：左右（木 + 水 + 金）。

2. 八纲气血津液辨证

本例崩漏见口渴不欲饮、舌暗紫、苔少、脉细，既往有乳腺增生病史，平素急躁易怒。八纲气血津液辨证属于肝郁气滞、气滞血瘀之证。

3. 处方用药

（1）选类方

阳时左右类方，组成为：木性药 + 水性药 + 金性药。

（2）选药物

①木性药的选用

木性药选用茯苓、枳壳、香附、桂枝、法半夏。茯苓、枳壳、香附、桂枝、法半夏益气通阳、行气和胃，香附为调经圣药。

②水性药的选用

水性药选用薏苡仁、泽兰、益母草。薏苡仁、泽兰、益母草利湿调经。

③金性药的选用

金陛药选用赤芍、地榆、茜根、生地黄。赤芍入肝经络，疏肝柔肝，生地黄凉血止血，地榆、茜根止血。

诸药合用，疏肝解郁、和血止血。

4. 药性分析

木性药：茯苓25g　枳壳15g　香附15g　桂枝5g　法半夏15g

水性药：薏苡仁25g　泽兰15g　益母草15g

金性药：赤芍15g　地榆15g　茜根15g　生地黄15g

5. 中药处方

茯苓25g　枳壳15g　香附15g　桂枝5g　法半夏15g薏苡仁25g　泽兰15g　益母草15g　赤芍15g　地榆15g茜根15g　生地黄15g

水煎内服，共5剂。

二诊：无月经淋沥不尽，原方再服5剂，药后诸症得愈。

（八）痹证

时间：2012年2月3日14时46分。

姓名：梁某。

性别：女。

年龄：63岁。

病情简介：左肩酸痛数天，伸展不利，活动受阻，舌暗紫，苔薄腻，脉弦涩。

西医诊断：肩周炎。

中医诊断：痹证。

辨证论治：

1. 神农辨证

（1）辨时间

发病时间为 2 月，属阳，采用阳时类方。

（2）辨空间

单焦切入：本例痹证病机较复杂，空间辨证不从单焦切入。

特殊整体表象切入：本例左肩酸痛从症状表现看，是属于左右关系的失调，"但见一证便是"，发病时间较短，当采用调整左右关系的治疗方法。

双焦切入：本例左肩酸痛明显提示左右不和，足以支持左右不和，不从双焦辨证切入。

总之，神农辨证属阳时：左右（木 + 水 + 金）。

2. 八纲气血津液辨证

本例左肩酸痛兼有伸展不利、活动受阻、舌暗紫、苔薄腻、脉弦涩。八纲气血津液辨证属于气滞血瘀之证。

3. 处方用药

（1）选类方

阳时左右类方，组成为：木性药 + 水性药 + 金性药。

（2）选药物

①木性药的选用

木性药选用茯苓、枳壳、法半夏、桂枝。茯苓、枳壳、法半夏、桂枝益阳气、散结，桂枝温通经络，《本经》谓之"利关节"，可治疗关节疼痛。

②水性药的选用

水性药选用薏苡仁、泽泻、牛膝、泽兰。薏苡仁、泽泻、牛膝、泽兰利湿、舒筋活络，泽兰《本经》谓之"主四肢浮肿，骨节中水"，可见泽兰可祛湿利关节。

③金性药的选用

金性药选用赤芍、独活、丹参、桃仁。赤芍、丹参、桃仁入肝经络，柔肝活血，独活祛风寒湿痹痛，《本经》谓之"主风寒所击，金疮止痛"。

诸药合用，调和左右、舒筋活血、散结通络而疼痛止。

4. 药性分析

木性药：茯苓 25g　枳壳 15g　法半夏 15g　桂枝 5g

水性药：薏苡仁 30g　泽泻 15g　牛膝 20g　泽兰 15g

金性药：赤芍 15g　独活 15g　丹参 15g　桃仁 15g

5. 中药处方

茯苓 25g　枳壳 15g　法半夏 15g　桂枝 5g　薏苡仁 30g
泽泻 15g　牛膝 20g　泽兰 15g　赤芍 15g　独活 15g　丹参
15g　桃仁 15g

水煎内服，共 7 剂。

服药后患者自觉"紧绷的筋似乎被拉长松解了"，效如桴鼓，疼痛缓解。上方在临床中适用范围相当广，可以用于松解肌肉关节或舒缓肌肉疲劳等。

（九）盗汗

时间：2012 年 2 月 21 日 14 时 57 分。

姓名：黄某。

性别：男。

年龄：67 岁。

病情简介：盗汗半年，口干，心烦，睡眠欠佳，急躁易怒，舌红，苔薄，脉弦，有糖尿病、痛风病史。

西医诊断：盗汗。

中医诊断：盗汗。

辨证论治：

1. 神农辨证

（1）辨时间

发病时间为 2 月，属阳，采用阳时类方。

（2）辨空间

单焦切入：本例盗汗病机较复杂，空间辨证不从单焦切入。

特殊整体表象切入：本例盗汗兼有口干、心烦、睡眠欠佳、急躁易怒，属于中医营卫不和之证，当采用调整左右关系的治疗方法。

双焦切入：本例盗汗属于中医营卫不和之证，在神农辨证体系中属于左右关系不和，足以支持左右不和，故不从双焦辨证切入。

总之，神农辨证属阳时：左右（木＋水＋金）。

2. 八纲气血津液辨证

本例盗汗见口干、心烦、睡眠欠佳、急躁易怒、舌红、苔薄、脉弦。八纲气血津液辨证属于营卫不和、肝郁气滞之证。

3. 处方用药

（1）选类方

阳时左右类方，组成为：木性药＋水性药＋金性药。

（2）选药物

①木性药的选用

木性药选用茯苓、枳壳、法半夏、桂枝、山茱萸。茯苓、枳壳、法半夏、桂枝温通阳气、调和营卫，山茱萸敛汗，法半夏《本经》谓之"止汗"。

②水性药的选用

水性药选用石斛、葛根、泽泻、牛膝。石斛、葛根、泽泻利湿和胃，牛膝《本经》谓之"主寒湿痿痹，四肢拘挛"，可舒筋活络。

③金性药的选用

金性药选用赤芍、麦芽、地榆。赤芍、麦芽入肝经络，疏肝解郁、柔肝活血，地榆《本经》谓之"止汗"。

诸药合用，疏肝解郁、调和营卫而盗汗自止。

4. 药性分析

木性药：茯苓 25g　枳壳 15g　法半夏 15g　桂枝 5g　山茱萸 15g

水性药：石斛 15g　葛根 30g　泽泻 15g　牛膝 15g

金性药：赤芍 15g　麦芽 30g　地榆 10g

5. 中药处方

茯苓 25g　枳壳 15g　法半夏 15g　桂枝 5g　山茱萸 15g　石斛 15g　葛根 30g　泽泻 15g　牛膝 15g　赤芍 15g　麦芽 30g　地榆 10g

水煎内服，共 7 剂。

服药后盗汗止。

五、阴时前后类方

（一）不寐

时间：2011 年 8 月 22 日 14 时 59 分。

姓名：胡某。

性别：男。

年龄：28 岁。

病情简介：失眠 1 个月，胃胀满疼痛，反酸，疲倦，眩晕头痛，纳差，舌红，苔薄，脉弦滑。

西医诊断：失眠。

中医诊断：不寐。

辨证论治：

1. 神农辨证

（1）辨时间

发病时间为 8 月，属阴，采用阴时类方。

（2）辨空间

单焦切入：本例失眠病机较复杂，空间辨证不从单焦切入。

特殊整体表象切入：本例失眠症状表述没有直接提示上下、左右、前后的元素，所以空间辨证不从特殊整体表象切入。

双焦切入：

是否有上焦病证？本例失眠患者主诉有失眠、疲倦、眩晕头痛，从上焦病证辨证。

是否有中焦病证？本例失眠兼有胃胀满疼痛、反酸等中焦表现，从中焦病证辨证。

是否有下焦病证？本例失眠无下焦病证表现，排除下焦病证。

总之，神农辨证属阴时：前后（木 + 水 + 火）。

2. 八纲气血津液辨证

本例失眠见胃胀满疼痛、反酸、疲倦、眩晕头痛、纳差、舌红、苔薄、脉弦滑。八纲气血津液辨证属于脾虚胃热、不寐之证。

3. 处方用药

（1）选类方

阴时前后类方，组成为：木性药 + 水性药 + 火性药。

（2）选药物

①木性药的选用

木性药选用茯苓、桂枝、陈皮、山茱萸、枳壳、法半夏。茯苓、陈皮、山茱萸、枳壳、法半夏补气安神、行气散结，桂枝《本经》谓之"久服通神"，有通神助眠作用。

②水性药的选用

水性药选用薏苡仁、天花粉。薏苡仁、天花粉降逆下气、清热和胃。

③火性药的选用

火性药选用柏子仁、黄连、远志、合欢花、干姜。柏子仁养心安神，黄连清心火，兼可制约其他药物之辛燥，远志、合欢花益心安神，干姜属火，入上焦太阳膀胱经络，可温阳气、补脾气，干姜《本经》谓之"温中……通神明"，有温阳助眠作用。

诸药合用，健脾和胃、利胆安神而睡眠改善。

4. 药性分析

木性药：茯苓 25g　桂枝 5g　陈皮 10g　山茱萸 15g　枳壳 15g　法半夏 15g

水性药：薏苡仁 30g　天花粉 15g

火性药：柏子仁 15g　黄连 5g　远志 5g　合欢花 5g　干姜 5g

5. 中药处方

茯苓 25g　桂枝 5g　陈皮 10g　山茱萸 15g　枳壳 15g 法半夏 15g　薏苡仁 30g　天花粉 15g　柏子仁 15g　黄连 5g 远志 5g　合欢花 5g　干姜 5g

水煎内服，共 7 剂。

服药后睡眠明显改善。

（二）瘿瘤

时间：2010 年 11 月 3 月 16 时。

姓名：邝某。

性别：女。

年龄：42 岁。

病情简介：持续出现血清泌乳素增高，疲倦眩晕，体形偏胖，痰多色白，月经淋沥不尽，胃胀满疼痛，膝关节肿痛，舌淡胖，苔白厚腻，脉滑，既往有甲状腺瘤、乳腺增生病史。

西医诊断：高泌乳素血症、甲状腺瘤。

中医诊断：瘿瘤。

辨证论治：

1. 神农辨证

高泌乳素血症、甲状腺瘤属中医"瘿瘤"范畴。

（1）辨时间

发病时间为 11 月，属阴，采用阴时类方。

（2）辨空间

单焦切入：高泌乳素血症、甲状腺瘤属于西医内分泌疾病，内分泌疾病在神农辨证体系中属于中焦病证；患者既往有甲状腺瘤、乳腺增生病史，也提示从中焦病证辨证。于是，高泌乳素血症、甲状腺瘤、乳腺增生皆从中焦病证辨证。

特殊整体表象切入：本例瘿瘤症状表述没有直接提示上下、左右、前后的元素，所以空间辨证不从特殊整体表象切入。

双焦切入：本例瘿瘤见高泌乳素血症、甲状腺瘤、乳腺增生、胃胀满疼痛、膝关节肿痛皆从中焦病证辨证，无须从双焦辨证切入。

总之，神农辨证属阴时：前后（木 + 水 + 火）。

2. 八纲气血津液辨证

本例瘿瘤见疲倦眩晕、体形偏胖、痰多色白、胃胀满疼痛、膝关节肿痛、舌淡胖、苔白厚腻、脉滑。八纲气血津液辨证属脾虚湿困之证。

3. 处方用药

（1）选类方

阴时前后类方，组成为：木性药 + 水性药 + 火性药。

（2）选药物

①木性药的选用

木性药选用茯苓、枳壳、法半夏、夏枯草、香附。茯苓、枳壳、法半夏、夏枯草行气散结，夏枯草消痈散结兼可治疗患者的甲状腺瘤，香附行气散结兼可调经，是妇女调经圣药。

②水性药的选用

水性药选用薏苡仁、泽泻、泽兰、牛膝、秦艽。薏苡仁、泽泻、泽兰、牛膝利水渗湿、调经通乳，兼利关节，秦艽，《本经》谓之"主肢节痛"，有利湿止痛作用，可用于关节痛。

③火性药的选用

火性药选用防风、细辛。防风、细辛温阳气，载药上行，可祛风止眩晕。

诸药合用，健脾利湿、散结止痛。

4. 药性分析

木性药：茯苓 25g　枳壳 15g　法半夏 15g　夏枯草 15g
香附 15g

水性药：薏苡仁 30g　泽泻 15g　泽兰 15g　牛膝 15g
秦艽 15g

火性药：防风 15g　细辛 3g

5. 中药处方

茯苓 25g　枳壳 15g　法半夏 15g　夏枯草 15g　香附 15g　薏苡仁 30g　泽泻 15g　泽兰 15g　牛膝 15g　秦艽 15g　防风 15g　细辛 3g

水煎内服，共 7 剂。

二诊：疲倦稍改善，痰多、胃胀满疼痛稍缓解，月经止，膝关节肿稍缓解，患者诉偶见反酸、关节仍时有疼痛，舌淡胖、苔薄腻、脉弦滑。原方加桂枝 5g，以利关节，上方连服 3 个月，复查血清泌乳素降至正常范围，诸症调。

（三）崩漏

时间：2011 年 8 月 18 日 17 时 1 分。

姓名：黄某。

性别：女。

年龄：42 岁。

病情简介：月经量不多、淋沥不尽十余天，胸闷，双膝关节酸痛肿胀，疲倦身重，眩晕，胃胀满，反酸，舌淡胖，苔白厚腻，脉弦滑，有甲状腺结节、垂体瘤病史。

西医诊断：功能失调性子宫出血。

中医诊断：崩漏。

辨证论治：

1. 神农辨证

（1）辨时间

发病时间为 8 月，属阴，采用阴时类方。

（2）辨空间

单焦切入：月经量不多、淋沥不尽，病位在子宫，子宫在神农辨证体系中属于中焦；而患者既往有甲状腺结节、垂体瘤病史，也提示从中焦病证辨证。

特殊整体表象切入：本例崩漏症状表述没有直接提示上下、左右、前后的元素，所以空间辨证不从特殊整体表象切入。

双焦切入：

是否有上焦病证？本例崩漏患者伴有疲倦身重、眩晕，从上焦病证辨证。

是否有中焦病证？本例崩漏患者伴胃胀满、反酸等中焦表现，而症状中见双膝关节酸痛肿胀，关节病在神农辨证体系中属于中焦病证，于是多方面提示从中焦病证辨证。

是否有下焦病证？本例崩漏无下焦病证表现，排除下焦病证。

总之，神农辨证属阴时：前后（木＋水＋火）。

2. 八纲气血津液辨证

本例崩漏见胸闷、双膝关节酸痛肿胀、疲倦身重、眩晕、胃胀满、反酸、舌淡胖、苔白厚腻、脉弦滑。八纲气血津液辨证属脾虚湿困之证。

3. 处方用药

（1）选类方

阴时前后类方，组成为：木性药＋水性药＋火性药。

（2）选药物

①木性药的选用

木性药选用茯苓、夏枯草、连翘、香附、枳壳、法半夏。茯苓、枳壳、法半夏益气和胃，香附行气调经，夏枯草、连翘消结化瘀。

②水性药的选用

水性药选用葛根、牛膝、泽兰、秦艽。葛根、牛膝、泽兰利水调经，秦艽利风湿，《本经》谓之"主寒热邪气，寒湿风痹，肢节痛，下水，利小便"，可利湿、止关节痛。

③火性药的选用

火性药选用防风、细辛、黄连。防风、细辛祛风散寒，入太阳膀胱经络，温补上焦，黄连燥湿。

从处方组成看，虽然没有止血药物，但是药物以针对病机脾虚湿困而起效，健脾化湿而血自止。诸药合用，温通阳气、健脾利湿、调经止血而月经淋沥不尽得愈。

4. 药性分析

木性药：茯苓30g　夏枯草15g　连翘15g　香附15g
枳壳15g　法半夏15g

水性药：葛根30g　牛膝25g　泽兰15g　秦艽15g

火性药：防风15g　细辛3g　黄连3g

5. 中药处方

茯苓30g　夏枯草15g　连翘15g　香附15g　枳壳15g
法半夏15g　葛根30g　牛膝25g　泽兰15g　秦艽15g　防
风15g　细辛3g　黄连3g

煎服，共6剂。

二诊：无月经淋沥不尽，胸闷不舒改善。

按：本例崩漏，患者有甲状腺结节、垂体瘤病史，又有胃
胀满、反酸、双膝关节酸痛肿胀，看似十分复杂。但细细分
析，诸病证有内在联系，皆属于中焦病证。可见，本例当从中
焦病证辨证。最后用药虽无止血药物，但用药对病对症，自然
血自止。

（四）胸痹

时间：2011年9月18日17时1分。

姓名：李某。

性别：男。

年龄：41岁。

病情简介：胸痛不舒1周，甚则疼痛连背，患者体形偏
胖，眩晕，时有胃胀满隐痛，反酸，前胸烧心感，困倦身重，
大便稀溏，小便偏黄，舌红，苔厚腻，脉滑。

西医诊断：胸痛。

中医诊断：胸痹。

辨证论治：

1. 神农辨证

（1）辨时间

发病时间为9月，属阴，采用阴时类方。

（2）辨空间

单焦切入：本例胸痹病机较复杂，空间辨证不从单焦切入。

特殊整体表象切入：本例胸痹患者诉胸痛连背，症状表述直接提示前后不和，当从前后关系切入。

双焦切入：

是否有上焦病证？本例胸痹患者伴有眩晕、困倦身重，从上焦病证辨证。

是否有中焦病证？本例胸痹患者有胃胀满隐痛、反酸，从中焦病证辨证。

是否有下焦病证？本例胸痹无下焦病证表现，排除下焦病证。

总之，神农辨证属阴时：前后（木＋水＋火）。

2. 八纲气血津液辨证

本例胸痹，甚则疼痛连背，患者体形偏胖、眩晕、时有胃胀满隐痛、反酸、前胸烧心感、困倦身重、大便稀溏、小便偏黄、舌红、苔厚腻、脉滑。八纲气血津液辨证属脾虚痰湿之证。

3. 处方用药

（1）选类方

阴时前后类方，组成为：木性药＋水性药＋火性药。

（2）选药物

①木性药的选用

木性药选用茯苓、枳实、乌药、法半夏、夏枯草。茯苓、枳实、乌药、法半夏通阳散结、化痰，主治心下结气。乌药虽未见于《本经》，但就其行气宽胸的功效来看，当属于木性药，入少阳经络，茯苓，《本经》谓之"主胸胁逆气，忧恚，惊恐，心下结痛，寒热烦满，咳逆"，夏枯草清热散结。

②水性药的选用

水性药选用薏苡仁、泽泻、牛膝、栀子。薏苡仁、泽泻利湿通痹，牛膝引热下行，其中薏苡仁，《本经》谓之"主风湿痹，下气"，可见本药可下气降逆，用于胃气上逆，栀子清胃热，《本经》谓之"主胃中热气"，可见其可治疗胃热。

③火性药的选用

火性药选用防风、细辛、黄连。防风、细辛祛风止眩，黄连清热燥湿，苦味健脾。

诸药合用，健脾利湿、化痰通痹而胸痹愈。

4. 药性分析

木性药：茯苓20g　枳实15g　乌药15g　法半夏15g
夏枯草15g

水性药：薏苡仁30g　泽泻15g　牛膝15g　栀子10g

火性药：防风15g　细辛3g　黄连5g

5. 中药处方

茯苓20g　枳实15g　乌药15g　法半夏15g　夏枯草15g　薏苡仁30g　泽泻15g　牛膝15g　栀子10g　防风15g　细辛3g　黄连5g

煎服，共7剂。

胸闷不舒改善。

六、阳时前后类方

（一）胃痞

时间：2011 年 4 月 4 日 10 时 13 分。

姓名：曾某。

性别：男。

年龄：23 岁。

病情简介：反复胃胀满半年，偶见眩晕头痛，疲倦消瘦，脸色偏萎黄，容易感冒，纳差，舌红，苔薄，脉弦细，既往有消化道出血病史。

西医诊断：胃炎。

中医诊断：胃痞。

辨证论治：

1. 神农辨证

（1）辨时间

发病时间为 4 月，属阳，采用阳时类方。

（2）辨空间

单焦切入：本例胃痞患者见眩晕头痛、疲倦消瘦、脸色偏萎黄、容易感冒、纳差，虚证明显。虚证在神农辨证体系中属于上焦病证，当从上焦病证辨证。

特殊整体表象切入：本例胃痞症状表述没有直接提示上下、左右、前后的元素，所以空间辨证不从特殊整体表象切入。

双焦切入：

是否有上焦病证？本例胃痞虚证明显，从上焦病证辨证。

是否有中焦病证？本例胃痞患者反复胃胀满，从中焦病证辨证。

是否有下焦病证？本例胃痞无下焦病证表现，排除下焦病证。

总之，神农辨证属阳时：前后（火＋土＋木）。

2. 八纲气血津液辨证

本例胃痞患者见眩晕头痛、疲倦消瘦、脸色偏萎黄、容易感冒、纳差、舌红、苔薄、脉弦细。八纲气血津液辨证属脾虚之证。

3. 处方用药

（1）选类方

阳时前后类方，组成为：火性药＋土性药＋木性药。

（2）选药物

①火性药的选用

火性药选用党参（人参）、细辛、干姜、黄连。党参作用与人参相近，都具有补气作用，同属于火性药，在临床中可互用，细辛、干姜温阳补气，黄连苦味健脾胃。

②土性药的选用

土性药选用黄芪、白术、甘草、白及。黄芪、白术、甘草、白及入太阴脾经络，功效是健脾补气、长肌肉，增加胃肠肌肉力量，黄芪，《本经》谓之"补虚"，白术，《本经》谓之"主湿痹，死肌"，白及，《本经》谓之"主死肌，胃中邪气"。

③木性药的选用

木性药选用茯苓、枳壳、法半夏、柴胡。茯苓、枳壳、法半夏、柴胡行气散结，柴胡，《本经》谓之"主胃中结气"，法半夏，《本经》谓之"主心下坚，下气"，心下就是胃，所以法半夏可行气降逆。

诸药合用，健脾补气、行气益胃而胃痞得愈。

4. 药性分析

火性药：党参 15g　细辛 3g　干姜 5g　黄连 5g

土性药：黄芪 20g　白术 15g　甘草 5g　白及 15g

木性药：茯苓 20g　枳壳 15g　法半夏 15g　柴胡 10g

5. 中药处方

党参 15g　细辛 3g　干姜 5g　黄连 5g　黄芪 20g　白术 15g　甘草 5g　白及 15g　茯苓 20g　枳壳 15g　法半夏 15g　柴胡 10g

煎服，共 20 剂。

胃胀满、纳差明显改善，诸症调。

（二）痛经

时间：2011 年 4 月 6 日 16 时 38 分。

姓名：王某。

性别：女。

年龄：24 岁。

病情简介：痛经，畏寒，双手冷，颜面痤疮，精神不振，胃胀满，时有反酸，便秘，排便不畅，舌淡，苔腻，脉弦细。

西医诊断：痛经。

中医诊断：痛经。

辨证论治：

1. 神农辨证

（1）辨时间

发病时间为 4 月，属阳，采用阳时类方。

（2）辨空间

单焦切入：本例痛经病机较复杂，辨证不从单焦切入。

特殊整体表象切入：本例痛经症状表述没有直接提示上下、左右、前后的元素，所以空间辨证不从特殊整体表象切入。

双焦切入：

是否有上焦病证？本例痛经上见颜面痤疮、精神不振，从上焦病证辨证。

是否有中焦病证？本例痛经病位在子宫，子宫在神农辨证体系中属于中焦，当从中焦病证辨证。又患者胃胀满、时有反酸，也同属于中焦病证，于是有中焦病证。

是否有下焦病证？本例痛经无下焦病证表现，排除下焦病证。

总之，神农辨证属阳时：前后（火＋土＋木）。

2. 八纲气血津液辨证

本例痛经见畏寒、双手冷、颜面痤疮、精神不振、胃胀满、时有反酸、便秘、排便不畅、舌淡、苔腻、脉弦细。八纲气血津液辨证属脾虚化湿之证。

3. 处方用药

（1）选类方

阳时前后类方，组成为：火性药＋土性药＋木性药。

（2）选药物

①火性药的选用

火性药选用防风、细辛、白芷、黄连。防风、细辛、白芷温阳止痛，白芷，《本经》谓之"长肌肤，润泽，可作面脂"，黄连清湿热，兼可制约其他药物之辛燥。

②土性药的选用

土性药选用黄芪、白术、玉竹、甘草、菟丝子。黄芪、白术、甘草入脾经络，补气，长肌肉，玉竹滋阴兼可消疮美容，《本经》谓之"久服去面䵟，好颜色，润泽"，菟丝子补精血美容。

③木性药的选用

木性药选用茯苓、枳壳、香附、夏枯草。茯苓、枳壳、香附通阳行气，香附为妇人调经圣药，此药虽未见于《本经》，就其行气止痛作用来看，当属于木性药，入少阳经络，夏枯草清热散结。

诸药合用，温阳清热、行气止痛而痛经得愈。

4. 药性分析

火性药：细辛 3g　白芷 5g　黄连 5g　防风 15g

土性药：白术 15g　玉竹 20g　甘草 5g　菟丝子 15g　黄芪 20g

木性药：茯苓 25g　枳壳 15g　香附 15g　夏枯草 15g

5. 中药处方

细辛 3g　白芷 5g　黄连 5g　防风 15g　白术 15g　玉竹 20g　甘草 5g　菟丝子 15g　黄芪 20g　茯苓 25g　枳壳 15g　香附 15g　夏枯草 15g

煎服，共 7 剂。

二诊：痛经改善，无调养之前疼痛难忍，甚则腹部需外敷热水袋，服药后明显改善，疼痛的持续时间以及程度都下降，颜面痤疮也有所缓解。患者诉体形偏瘦，希望调养以增加体重。于是原方加入五味子 10g，《本经》谓五味子"主劳伤羸瘦，补不足"，连服 21 剂，以补虚损不足，随诊一年多，痛经未见再犯。

（三）虚劳（背冷）

时间：2011 年 3 月 12 日。

姓名：张某。

性别：女。

年龄：51 岁。

病情简介：背冷多年，平素畏寒，以背部为甚，疲倦消瘦，纳差，时有眩晕，胃胀满，时有疼痛，反酸，排便不畅，夜眠欠佳，舌红，苔薄，脉弦细。患者因夫妻不和睦所以长期情绪不好，紧张焦虑，恐惧，失眠，长期服用抗焦虑药物，长期受背冷困扰，四处寻医未果，由笔者博士同学介绍来诊。

西医诊断：更年期综合征、自主神经功能紊乱。

中医诊断：虚劳（背冷）。

辨证论治：

1. 神农辨证

（1）辨时间

发病时间为 3 月，属阳，采用阳时类方。

（2）辨空间

单焦切入：本例虚劳患者以背部畏寒为主症，兼有疲倦消瘦、眩晕、纳差等虚证表现，辨证从虚证切入，虚证在神农辨证体系中属于上焦病证。

特殊整体表象切入：本例虚劳以背部畏寒为主症，症状表述提示前后关系，辨证从前后关系失调切入。

双焦切入：

是否有上焦病证？本例虚劳患者以背部畏寒为主症，兼有疲倦消瘦、眩晕、纳差等虚证表现，辨证从虚证切入，虚证在神农辨证体系中属于上焦病证。

是否有中焦病证？本例虚劳患者以背部畏寒为主症，兼有胃胀满、时有疼痛、反酸，从中焦病证辨证。

是否有下焦病证？本例虚劳无下焦病证表现，排除下焦病证。

总之，神农辨证属阳时：前后（火＋土＋木）。

2. 八纲气血津液辨证

本例虚劳患者以背部畏寒为主症，兼有疲倦消瘦、眩晕、纳差、舌红、苔薄、脉弦细。八纲气血津液辨证属虚寒之证。

3. 处方用药

（1）选类方

阳时前后类方，组成为：火性药＋土性药＋木性药。

（2）选药物

①火性药的选用

火性药选用党参、防风、细辛、干姜。党参、防风、细辛、干姜温阳补气兼祛风散寒。

②土性药的选用

土性药选用黄芪、白术、甘草、五味子、当归。黄芪、白术、甘草入脾经络，健脾补气，五味子补心敛阳，当归补益气血。

③木性药的选用

木性药选用桂枝、法半夏、茯苓、山茱萸。茯苓、法半夏和中行气、通阳散结，桂枝、山茱萸温中，山茱萸，《本经》谓之"温中，逐寒湿痹"。

诸药中并没有大热、大补之药，但是组合起来达到调整机体前后气机的作用，气机畅通而虚寒自散。

4. 药性分析

火性药：党参 15g　细辛 3g　防风 15g　干姜 10g

土性药：黄芪 25g　白术 15g　甘草 5g　五味子 10g　当归 15g

木性药：桂枝 10g　法半夏 15g　茯苓 20g　山茱萸 15g

5. 中药处方

党参 15g　细辛 3g　防风 15g　干姜 10g　黄芪 25g　白术 15g　甘草 5g　五味子 10g　当归 15g　桂枝 10g　法半夏 15g　茯苓 20g　山茱萸 15g

煎服，共 7 剂。

服药后背冷明显改善，更服 14 剂而病愈，随诊一年多未再发。

（四）粉刺

时间：2011 年 4 月 4 日 15 时 37 分。

姓名：黄某。

性别：女。

年龄：24 岁。

病情简介：颜面痤疮 2 个月，平素畏寒，时有眩晕头痛，胃痛，痛经，纳眠可，便可，舌红，苔薄，脉弦滑。

西医诊断：痤疮。

中医诊断：粉刺。

辨证论治：

1. 神农辨证

（1）辨时间

发病时间为 4 月，属阳，采用阳时类方。

（2）辨空间

单焦切入：本例痤疮病机较复杂，辨证不从单焦切入。

特殊整体表象切入：本例痤疮症状表述没有直接提示上下、左右、前后的元素，所以空间辨证不从特殊整体表象切入。

双焦切入：

是否有上焦病证？本例痤疮患者平素畏寒，时有眩晕头痛，从上焦病证辨证。

是否有中焦病证？本例痤疮患者兼有胃痛、痛经表现，胃病在神农辨证体系中属于中焦病证，而痛经病位在子宫，也属于中焦病证，于是从中焦病证辨证。

是否有下焦病证？本例痤疮无下焦病证表现，排除下焦病证。

总之，神农辨证属阳时：前后（火＋土＋木）。

2. 八纲气血津液辨证

本例痤疮患者平素畏寒，时有眩晕头痛、胃痛、痛经、舌红、苔薄、脉弦滑。八纲气血津液辨证属脾虚湿蕴、寒中有热之证。

3. 处方用药

（1）选类方

阳时前后类方，组成为：火性药＋土性药＋木性药。

（2）选药物

①火性药的选用

火性药选用细辛、干姜、白芷、黄连。细辛、白芷燥湿，载药上行，干姜温中散寒，黄连清热利湿，兼可制约前药之辛燥。

②土性药的选用

土性药选用白术、甘草、玉竹、白及。白术、甘草入脾经络，补脾长肌肉，可补气生肌，玉竹滋阴兼能美白，《本经》谓之"久服去面䵟，好颜色，润泽"，白及可健脾长肌肉，《本经》谓之"主死肌，胃中邪气"。

③木性药的选用

木性药选用枳壳、法半夏、茯苓、香附。枳壳、法半夏、茯苓和中行气，香附行气兼可调经止痛。

诸药合用，健脾利湿、清热祛疮而痤疮愈。由此可见，治疗痤疮不一定一味用苦寒之药以清热泻火，有的痤疮是由于脾气虚、脾胃失运化而致湿热内停，本在于脾虚，所以健脾方能清热利湿，而临床中有时更可见到采用温阳法来治疗痤疮，其原理都是从根本进行治疗。

4.药性分析

火性药：细辛 3g　干姜 5g　白芷 5g　黄连 5g

土性药：白术 15g　甘草 5g　玉竹 25g　白及 15g

木性药：枳壳 15g　法半夏 10g　茯苓 20g　香附 15g

5.中药处方

细辛 3g　干姜 5g　白芷 5g　黄连 5g　白术 15g　甘草 5g　玉竹 25g　白及 15g　枳壳 15g　法半夏 10g　茯苓 20g　香附 15g

煎服，共 14 剂。

患者平素喜吃辛辣食物、喜喝冷饮，服上药并嘱其少喝冷饮、少吃辛辣食物，服药后颜面痤疮得愈。

（五）眩晕

时间：2011 年 5 月 13 日 15 时 5 分。

姓名：黄某。

性别：女。

年龄：57 岁。

病情简介：眩晕 5 天，疲倦，睡眠欠佳，畏寒肢冷，时有手麻，时有胃胀满疼痛，舌红，苔薄，脉缓。患者有颈椎病史。

西医诊断：眩晕。

中医诊断：眩晕。

辨证论治：

1. 神农辨证

（1）辨时间

发病时间为 5 月，属阳，采用阳时类方。

（2）辨空间

单焦切入：本例眩晕患者疲倦、睡眠欠佳、畏寒肢冷、时有手麻，虚证表现明显，辨证从虚证切入，虚证在神农辨证体系中属于上焦病证。

特殊整体表象切入：本例眩晕症状表述没有直接提示上下、左右、前后的元素，所以空间辨证不从特殊整体表象切入。

双焦切入：

是否有上焦病证？本例眩晕患者疲倦、睡眠欠佳、畏寒肢冷、时有手麻，虚证表现明显，辨证从虚证切入，虚证在神农辨证体系中属于上焦病证。

是否有中焦病证？本例眩晕患者时有胃胀满疼痛，胃痛属于中焦病证，于是从中焦病证辨证。

是否有下焦病证？本例眩晕无下焦病证表现，排除下焦病证。

总之，神农辨证属阳时：前后（火＋土＋木）。

2. 八纲气血津液辨证

本例眩晕患者见疲倦、睡眠欠佳、畏寒肢冷、时有手麻、时有胃胀满疼痛、舌红、苔薄、脉缓。八纲气血津液辨证属气血亏虚之证。

3. 处方用药

（1）选类方

阳时前后类方，组成为：火性药＋土性药＋木性药。

（2）选药物

①火性药的选用

火性药选用防风、细辛、干姜、苍耳子、远志。防风、细辛止眩晕，载药上行，干姜温中散寒，苍耳子，《本经》谓之"主风头寒痛"，能治头风眩晕，载药上行，远志安神，可治疗失眠。

②土性药的选用

土性药选用白术、甘草、黄芪、白鲜皮。白术、甘草入脾经络，补脾长肌肉，可补气生肌，黄芪，《本经》谓之"补虚"，可用于虚劳诸疾，白鲜皮，《本经》谓之"主头风"，能治头风眩晕，载药上行。

③木性药的选用

木性药选用茯苓、枳壳、法半夏、桂枝。茯苓、枳壳、法半夏和胃行气，桂枝，《本经》谓之"补中益气，久服通神"，说明桂枝能补益胃气、和中，兼可安神助眠，对本例虚证眩晕兼有失眠尤为合适。

诸药合用，补气止眩、和中安神。

4. 药性分析

火性药：防风 15g　细辛 3g　干姜 5g　苍耳子 5g　远志 10g

土性药：白术 15g　甘草 5g　黄芪 25g　白鲜皮 15g

木性药：枳壳 15g　法半夏 10g　茯苓 20g　桂枝 5g

5. 中药处方

防风 15g　细辛 3g　干姜 5g　苍耳子 5g　远志 10g　白术 15g　甘草 5g　黄芪 25g　白鲜皮 15g　枳壳 15g　法半夏 10g　茯苓 20g　桂枝 5g

煎服，共 21 剂。服药后眩晕消失。

（六）肥胖症

时间：2012 年 2 月 22 日 14 时 34 分。

姓名：吴某。

性别：女。

年龄：30 岁。

病情简介：容易疲倦，眩晕，身体困重，过去半年体重增加 7kg 左右，胃胀满，偶见反酸，多汗，便溏，紧张焦虑，舌红，苔薄，脉弦滑。

西医诊断：肥胖症。

中医诊断：肥胖症。

辨证论治：

1. 神农辨证

（1）辨时间

发病时间为 2 月，属阳，采用阳时类方。

（2）辨空间

单焦切入：本例肥胖症病机较复杂，辨证不从单焦切入。

特殊整体表象切入：本例肥胖症症状表述没有直接提示上下、左右、前后的元素，所以空间辨证不从特殊整体表象切入。

双焦切入：

是否有上焦病证？本例肥胖症患者容易疲倦、眩晕、身体困重，虚证表现明显，辨证从虚证切入，虚证在神农辨证体系中属于上焦病证。

是否有中焦病证？本例肥胖症患者有胃胀满、偶见反酸，胃痛属于中焦病证，于是从中焦病证辨证。

是否有下焦病证？本例肥胖症无下焦病证表现，排除下焦病证。

总之，神农辨证属阳时：前后（火＋土＋木）。

2. 八纲气血津液辨证

本例肥胖症见疲倦、眩晕、身体困重、胃胀满、偶见反酸、多汗、便溏、紧张焦虑、舌红、苔薄、脉弦滑。八纲气血津液辨证属脾胃虚弱、痰湿内蕴之证。

3. 处方用药

（1）选类方

阳时前后类方，组成为：火性药＋土性药＋木性药。

（2）选药物

①火性药的选用

火性药选用防风、细辛、石菖蒲。防风、细辛祛风燥湿，石菖蒲化痰通窍。

②土性药的选用

土性药选用白术、黄芪、甘草、山药。白术、黄芪、甘草、山药入脾经络，健脾补气。《本经》中与减肥瘦身相关的药物，其功效表述为"久服轻身"，而火性药与土性药大多有"轻身"的功效，是养生保健的佳品。如本方中，防风、细辛、石菖蒲、白术、山药、枳实、桂枝、山茱萸等都有"轻身"的功效。

③木性药的选用

木性药选用茯苓、枳实、法半夏、桂枝、山茱萸。茯苓、枳实、法半夏、桂枝通阳、助运化水湿，山茱萸温中养胃、助运化水湿。

诸药合用，健脾补气、利痰化湿而疲倦身重得以改善。

4. 药性分析

火性药：防风15g　细辛3g　石菖蒲15g

土性药：白术15g　黄芪20g　甘草5g　山药15g

木性药：茯苓20g　枳实15g　法半夏15g　桂枝5g　山茱萸15g

5. 中药处方

防风15g　细辛3g　石菖蒲15g　白术15g　黄芪20g甘草5g　山药15g　茯苓20g　枳实15g　法半夏15g　桂枝5g　山茱萸15g

水煎内服，共14剂。

二诊：疲倦身重稍改善，诉肢体皮疹瘙痒，原方加入地肤子 15g，茯苓皮 15g，茯苓皮功效与茯苓相似，偏重于利水湿，此处取其利水化湿，继续调养。经 3 个月调理，自觉身体轻松、疲倦改善，体重下降近 2.5kg。

（七）郁证

时间：2012 年 2 月 22 日 15 时 8 分。

姓名：梁某。

性别：女。

年龄：32 岁。

病情简介：情志不宁、紧张焦虑半年，惊悸，失眠，健忘，时有眩晕，胃胀满疼痛，偶见反酸，舌红，苔薄，脉弦细。

西医诊断：抑郁症。

中医诊断：郁证。

辨证论治：

1. 神农辨证

（1）辨时间

发病时间为 2 月，属阳，采用阳时类方。

（2）辨空间

单焦切入：本例郁证病机较复杂，辨证不从单焦切入。

特殊整体表象切入：本例郁证症状表述没有直接提示上下、左右、前后的元素，所以空间辨证不从特殊整体表象切入。

双焦切入：

是否有上焦病证？本例郁证患者见情志不宁、紧张焦虑、失眠、健忘、时有眩晕，虚证表现明显，辨证从虚证切入，虚证在神农辨证体系中属于上焦病证。

是否有中焦病证？本例郁证患者胃胀满疼痛、偶见反酸，胃痛属于中焦病证，于是从中焦病证辨证。

是否有下焦病证？本例郁证无下焦病证表现，排除下焦病证。

总之，神农辨证属阳时：前后（火＋土＋木）。

2. 八纲气血津液辨证

本例郁证见情志不宁、紧张焦虑、惊悸、失眠、健忘、时有眩晕、胃胀满疼痛、偶见反酸、舌红、苔薄、脉弦细。八纲气血津液辨证属心脾两虚之证。

3. 处方用药

（1）选类方

阳时前后类方，组成为：火性药＋土性药＋木性药。

（2）选药物

①火性药的选用

火性药选用细辛、远志、黄连、石菖蒲、合欢花、柏子仁。细辛温阳止眩，石菖蒲化痰、通利九窍，《本经》谓之"开心孔，补五脏，通九窍"，柏子仁、远志、合欢花安神助眠，黄连《本经》谓之"令人不忘"，可以用来改善健忘。

②土性药的选用

土性药选用黄芪、甘草、白术、五味子。黄芪、甘草、白术健脾利湿，五味子养心安神。

③木性药的选用

木性药选用枳壳、茯苓、法半夏、桂枝。枳壳、茯苓、法半夏、桂枝温中和胃、行气散结。

诸药合用，补益心脾、健脑安神而郁证得愈。

4. 药性分析

火性药：细辛3g　远志5g　黄连5g　石菖蒲15g　合欢花10g　柏子仁15g

土性药：黄芪25g　甘草5g　白术15g　五味子10g

木性药：枳壳15g　茯苓25g　法半夏15g　桂枝5g

5. 中药处方

细辛3g　远志5g　黄连5g　石菖蒲15g　合欢花10g
柏子仁15g　黄芪25g　甘草5g　白术15g　五味子10g　枳
壳15g　茯苓25g　法半夏15g　桂枝5g

水煎内服，连服21剂。

二诊：疲倦、失眠改善，自诉情志较服药前安定，紧张症状有所缓解，睡眠改善。又诉两天前出现左肩疼痛、关节活动不利，贴药膏未见缓解。

由于出现"左肩疼痛"，所以调整中药处方。单侧肢体疼痛提示左右失调，可调和左右，发病为阳时，可用阳时：左右（木＋水＋金），处方如下：

茯苓25g　法半夏15g　枳壳15g　桂枝5g　香附15g
百合15g　赤芍15g　麦芽30g　牛膝25g　续断15g　丹参
15g　桃仁15g　薏苡仁30g　泽泻15g

水煎内服，共7剂。药后肩痛愈，诸症调。

按： 二诊中，出现"左肩疼痛"，就是左右不平衡的表现，可用阳时左右类方进行调理，结果药到病除，神安痛愈。

附录：『神农六药』体系相关文献

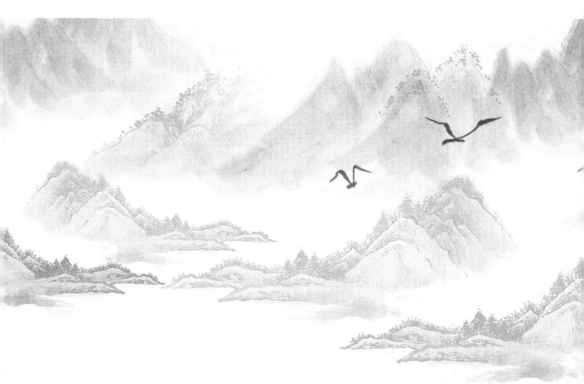

　　哲学思考是实践的乳汁，如果您愿意，请和我一起走进《神农本草经》的思想深处。如下，为本人已发表的"神农六药"诊疗体系相关文献。

从《神农本草经》谈谈“六行学说”分类法[①]

  《神农本草经》是中药学的源头之一，其中药物的功效叙述有其内在规律。药物功效各异，但功效存在相同或相近的描述，是否可按功效加以分类呢？笔者尝试从功效的描述入手，对《神农本草经》的药物进行分类，谈谈“六行学说”分类法。

1. 药分六类

  第一类药物功效特点：主风头寒痛、大风眩痛，补不足、补中安五脏、长须眉，主伤寒、中风寒热。代表药物：防风、细辛、人参、巴戟天、杜仲、苍耳子、麻黄、厚朴、川芎、白芷。

  第二类药物功效特点：主风湿痹、下气、利小便、暴热身痒、消渴、恶疮痈疽、身热、乳难。代表药物：薏苡仁、泽泻、滑石、牛膝、葛根、天花粉、败酱草、浮萍、泽兰、积雪草等。

  第三类药物功效特点：主死肌、中风暴热、结肉、补五内、益气力、长肌肉、填脑髓。代表药物：白术、天冬、鹿角胶、菟丝子、黄芪、肉苁蓉、白及、桑寄生、阿胶、胡麻仁等。

  第四类药物功效特点：主金疮、心腹邪气，除血痹，破坚

积，止痛、止血、消瘀血。代表药物：白芍、丹参、黄芩、卷柏、蒲黄、王不留行、茜根、桃仁、大黄、水蛭等。

第五类药物功效特点：主结气、心下坚、瘰疬、散瘿结气、心下结痛，治心下邪气。代表药物：茯苓、枳实、桂枝、橘柚、柴胡、海藻、荆芥、半夏、连翘、夏枯草等。

第六类药物功效特点：主杀鬼精物、蛊毒恶气、鬼注、贼风、蛊毒，杀精物恶鬼、惊痫、瘿、疯、癫疾、夜啼。代表药物：木香、蝉蜕、升麻、天麻、徐长卿、龙骨、露蜂房、代赭石、重楼、蜈蚣等。

2. 药之六类归六行

第一类：从描述中知道这类药有"主补不足""主伤寒头痛""主中风寒热"功效，对身体作用的整体效应是"向上的"，与五行"火"性炎上的特性相近似，从五行分类法角度出发，可以把这类药分为"火"行。

第二类：从"主湿""主下乳""主火热"，可知这一类药物对机体的整体效应有润下作用，所以把这类药分为"水"行。

第三类：从"主死肌""长肌肉""主虚"中可知，这一类药物对机体的整体效应有培养、培育、滋养、固本作用，所以把这类药分为"土"行。

第四类：从"主金疮""主血痹""消瘀血"等描述可知，这一类药物对机体的整体效应有攻坚、革旧作用，所以把这类药分为"金"行。

第五类：从"主结气、心下坚、瘰疬、散瘿结气"等描述可知，这一类药物对机体的整体效应有"散结""疏散"作用，所以把这类药分为"木"行。

第六类：这一类药物"主杀鬼精物、蛊毒恶气，辟毒疫温鬼，辟邪气"，从五行中找不到对应，不属于"木火土金水"中任何一类，但是这一类确实存在。从《神农本草经》出发，第一，《神农本草经》上药物分类确实可分为六类；第二，"五行"对"五药"过程合理，而第六类药物难以归入"五行"之中。于是，笔者大胆地提出"六行学说"分类方法的假设。

3. "六行学说"分类法

何谓"五行"？《尚书·洪范》谓："一曰水，二曰火，三曰木，四曰金，五曰土，水曰润下，火曰炎上，木曰曲直，金曰从革，土爰稼穑。润下作咸，炎上作苦，曲直作酸，从革作辛，稼穑作甘。"由于《尚书》对"行"字未加详解，故后人释义不尽统一。有的把"行"当成"物""材"解，也有把"行"字作动词"运行""行动"解。五行是抽象概念的五分法。中医学的理论框架是"整体观念、辨证论治"，以阴阳五行为内容充实，然而中医界内对五行学说的指导性诟病也不少。"五行学说"的局限表现在：①把系统的要素规定为五个，不足五个也要凑足五个，多于五个也要精简，合并为五个，这是以原则来裁剪事实，而不是让原则来反映事实。事实上系统不同，其内在的要素数量也有异，不可能千篇一律为五。"五"的死框限制了人们对系统内在要素的搜索与考察，也不利于认识系统的本质。②它把系统内在要素之间的相互作用看作是定向的生克、乘侮关系，固然有一定的合理性，但仍不足以全面地反映复杂多变的实际情况。③五行系统的反馈回路非螺旋式运动，具有循环论的倾向"[1]。

"如何使中医学从经验性的传统中医学向科学性的现代中医学进化，根本出路在于基础理论的突破。而解除对中医学理论发展禁锢的当务之急是用科学剖析阴阳五行学说。阴阳五行学说如果不能吸取现代哲学的精华，得以脱胎换骨，在将来则会成为现代中医学向前发展的阻力。阴阳五行学说古朴、完美，在现代人的眼中，却又那么不切实际，犹如空中楼阁，中医人应当以此'空中楼阁'建筑基础为己任，使其有根有基，屹立于现代科学之林，为祖国医学之继承发展大业，为人类卫生事业贡献力量"。[2]

据此，笔者以《神农本草经》的药物分类为依据，提出了"六行学说"的分类方法，就是在五行这五气当中加入"石"这一行。有学者认为，"石"是属于"金"气，其实二者有所区别，"石"有坚固、稳定、辟邪之德；"金"则是表示分解、破坏、改革之意。"石"坚固稳定能抗磨损，古人知道石的特性，所以为了使文字能流传千古就将文字刻在碑石上；石还有"辟邪镇宅"作用，例如建筑物门前摆放石狮子就有此意。而且六行的分类方法更能与《易经》思想吻合，《易经》基本卦有八个，分别是乾、坤、艮、兑、巽、震、坎、离。乾为天为阳，坤为地为阴，震为雷，巽为木，坎为水，离为火，艮为山，兑为泽。八卦除了乾坤二卦之外，剩下的六卦说的内容与五行相近但又不能一一对应。震为金，巽为木，坎为水，离为火，兑为土，那么剩下的艮就"无行可对"，如果引入"石"气以对之，便能吻合。艮为山，山就是"石"，"石"具有"山"的德性坚固稳定。那么为什么六行不用"山"呢？而"山"是由"石"组成的，把"山"还原出来就是"石"。于是，六行就是"木、火、土、金、水、石"这六气。而且，人体的十二经络由六对组成，也提示人体的六分法。再者，关于六分法，从张仲景的《伤寒论》中也可以找到根据。仲景尊伊尹，伊尹尊神农，《伤寒论》就是基于对事物认识的六分法而进行的六经辨证。所以，有理由相信仲景是尊神农氏药分六类而形成六经辨证理论体系。

关于六分法，古代思想家也有注意到，于是提出了"五运六气"等的六分法相关学说，对五分法进行补充。但是，从来未有对五分法提出质疑，也许是因为五分法沿用至今已有数千年之久，提出质疑需要勇气。诚然，中医学理论的发展更需要百花齐放、百家争鸣，应该分出更多目光来关注五行外的分类方法，如"六行分类法"等，换个角度看问题，也许能有一番新的景象。提出一个问题比解决问题来得重要，笔者仅作引玉之砖。

参考文献：

[1] 黄迢. 浅谈中医与阴阳五行的发展思路 [J]. 广西中医学院学报，2000，17（1）：3-4.

[2] 李利清，虞坚尔，张新光，等. 中医五行学说研究进展 [J]. 浙江中医杂志，2008，43（7）：426-429.

基于六行学说构建的时空诊疗模式的探讨 ①

【摘要】本文通过对中医的基本概念如五行、层面、三焦、时空等的再认识，提出了"六象－六行"是生命第一层面，"三焦－时空"是生命的第二层面。并以此为基础，构建的时空诊疗模式应用于临床实践，初步实现了理论与临床的相互结合。

【关键词】五行；六行；层面；三焦；时空；象学

时间和空间，是运动着的物质的存在形式，没有离开物质运动的空间和时间，也没有不在空间和时间中运动的物质。时空是生命存在的形式。说到底，健康就是时空的有序，疾病就是时空的紊乱，治病就是治时空。开方用药就是用药物模拟时空信息对机体进行时间与空间秩序的调整。正如刘力红教授在《思考中医》所说："开方就是开时空。"本文尝试探讨基于六行学说构建的时空诊疗模式的理论及临床。

1. 六象－六行：生命的第一层面

钱学森提出"人是开放的复杂巨系统"的概念，要从系统科学的角度来理解和阐明人的复杂性。[1] 生命由无数层次组成，而象层面是生命的最基本层面。取类比象是中医认识人体的开始。中医起源于象学。《易经·系辞上传》说到："在天成

---

① 注：本文载于《中医药导报》2016 年第 22 卷第 15 期。

象，在地成形，变化见矣。"《素问·阴阳应象大论》："东方生风，风生木，木生酸，酸生肝，肝生筋，筋生心，肝主目……南方生热，热生火，火生苦，苦生心，心生血，血生脾，心主舌。"肝、风、酸、筋是取类比象，又如《伤寒论》："太阳之为病、脉浮、头颈强痛而恶寒……少阳之为病、口苦、咽干、目眩也。"太阳病就是太阳象，少阳病就是少阳象。人们对一个未知的事物，首先的印象总是模糊的。在这一层面，研究对象的具体时空结构被忽略了，仅把它作为一个基本点来认识。比如，我们看到病人出现脸红耳赤、口舌生疮、口干身热、小便黄，我们认识为"火"象。这便是朴素的整体观。它的优点是整体性，缺点是不具体。其实，朴素整体观是中医的一部分，局部时空观也是中医的内在部分，只是我们没能理清二者关系。要理清二者关系，就必须站在层面角来考察。"层次研究很重要，中医层次学说是中医哲学与医疗实践相结合的归纳法，由于认识的局限性，中医层次学说还存在不够完善和规范之处，各种层次结构以及层次与层次之间的关系仍有模糊不清的现象。层次学说是继承整理和研究中医传统理论时必须注意的问题，只有正本清源，弄清其基本思想结构，寻到规律，才能删繁就简，使现代中医研究顺利发展"[2]。

对"象"的认识，古人采用五行学说。五行学说是中医借以解释人体生理病理规律的工具。五行学说在指导中医临床过程中的起到过重要作用，但也存在不少争议。"五行学说"的局限主要表现在：①把系统的要素规定为五个，不足五个也要凑足五个，多于五个也要精简，合并为五个，这是以原则来裁剪事实，而不是让原则来反映事实。事实上系统不同，其内在的要素数量也有异，不可能千篇一律为五。"五"的死框限制

附录：「神农六药」体系相关文献

201

了人们对系统内在要素的搜索与考察，也不利于认识系统的本质。②它把系统内在要素之间的相互作用看作是定向的生克、乘侮关系，固然有一定的合理性，但仍不足以全面地反映复杂多变的实际情况。③五行系统的反馈回路非螺旋式运动，具有循环论的倾向"[3]。笔者曾经撰文提出用六行学说来取代五行学说指导中医临床诊疗的探讨[4]。"六行"就是在"五行"木、火、土、金、水基础上加上"石"行。人有六情，药有六行，药物起效的原理就是同气相感。药分六行，并以此构建临床诊疗体系[5]，是促进中医发展的有益尝试。六行是构成生命的六个基本元素，笔者总结出部分药物的六行对照，具体见表1。

表1　六行药对应表[5]

分类	性德	代表药
火	光明、艳丽、向上	防风、细辛、人参、巴戟天、杜仲、苍耳子、麻黄、厚朴、川芎、白芷
土	培育、承载、滋养	白术、天冬、鹿角胶、菟丝子、黄芪、肉苁蓉、白及、桑寄生、阿胶、胡麻
金	变革、分解、攻坚	芍药、丹参、黄芩、卷柏、蒲黄、王不留行、茜根、桃仁、大黄、水蛭
石	坚固、稳定、辟邪	木香、蝉蜕、升麻、天麻、徐长卿、龙骨、露蜂房、代赭石、重楼、蜈蚣
木	交换、平等、疏导	茯苓、枳实、桂枝、陈皮、柴胡、海藻、荆芥、半夏、连翘、夏枯草
水	润滑、流动、向下	薏苡仁、泽泻、滑石、牛膝、葛根、天花粉、败酱草、浮萍、泽兰、积雪草

2. 三焦 – 时空：生命的第二层面

2.1 基本概念再认识

时空是什么？"就五方所指而言，五方是空间的，然而五方的确定需要参照太阳与地球位置关系的动态变化，因而又融合了时间，具有时空合一的特征。……中医的形态是时空合一意义上的，是静与动、实与虚、有形与无形的融合。[6]"又"凡此种种，无不表明祖国医学的时间与空间观念是互参互融而又具体的，它们与客观事物的属性密不可分，也与人的主观感受息息相关。[7]"从中可认识到，首先，空间和时间的依存关系表达着事物的演化秩序。其次，时空是具体的并非抽象的存在为人所感知。在六象－六行层面，生命被看作一个点而忽略其局部细节，只能对生命作大概的印象，所以是"象"的层面。而在时空层面，我们开始接触到生命的具体时空结构。

简单的理解，涉及先后顺序概念的是时间、涉及上下方位概念的是空间。显然，关于时空的概念历代医家早有所涉及。如叶天士提到："大凡看法，卫之后方言气，营之后方言血。在卫汗之可也，到气才可清气，入营犹可透热转气，入血就恐耗血动血，直须凉血散血。"卫、气、营、血从时间上有先后、从空间上有深浅。又如《灵枢·营卫生会》："上焦如雾，中焦如沤，下焦如渎。"三焦最为我们理解的是人体上、中、下的时空的关系。又如中医的子午流注理论着重于研究人体时间结构。哲学上关于时空的探讨可以追溯到《易经》时代，《易经·系辞上》有"河出图，洛出书，圣人则之。"曰："一六属水居北、二七属火居南、三八属木居东、四九属金居西、五零属土居中。"数是象的代表，古人早已发现象数的组合与时空本质存在关联，并尝试找出其中规律。然而，这种认识还是停留在五行学说的朴素整体观之上，具有局限性。此外，《内经》中的运气学说，是用天干、地支推演一个周期 60 年的逐年气候变化时序递迁的特点与人体生理、病理的内在因素有机的连为一体。五运六气是古人尝试用抽象思维对时间认识，并尝试找出时间的抽象属性。其不足在于把具体与抽象混为一谈。这是古人对时空概念的探讨。诚然，人们意识到人体时空信息的存在并努力尝试探其究竟。然而并没找到令人信服的解释，尚未能揭开时空的神秘的面纱。

在诸多关于人体时空结构研究论述中最有代表性的是三焦学说。三焦的本质是什么？历来众说纷纭。关于三焦的讨论总结起来有以下问题。第一是关于三焦的有形无形的问题。《难经·二十五难》曰："……心主与三焦为表里，俱有名而无形。"然而多数医家都认为，三焦是对人体上、中、下三部的划分[8]。可见，有名无形的命门、三焦、经络并非绝对的虚无或不存在，而是虚中有实、无中涵有，是有迹可寻的[7]。

第二是功能与结构问题。就三焦的部位而言，多数医家都认为，三焦是对人体上、中、下三部的划分，膈以上属上焦，膈至脐属中焦，脐以下属下焦，且具有一定的腔式结构。吴鞠通进而直指心肺居膈上属上焦，脾胃居膈下脐上属中焦，肝肾属下焦[9]。《灵枢·营卫生会》指出"上焦如雾，中焦如沤，下焦如渎。"这应是三焦名称原有定义。推想食物进入人体内，先是如池中沤物，有分解过程；分解的精华，如雾气样升发，为人体所利用；其不能利用的剩余部分，如同废料，注入下水道，排出体外。这种设想，是符合生理功能的。即现代医学之消化、吸收、排泄过程。以此推论，与三焦功能发生作用的脏器，上焦应包括肝、心、肺；中焦应包括胃、小肠、胰、胆，下焦应包括肾、膀胱、大肠[10]。三焦是功能单位，三焦是水液交换及微循环的场所、三焦具有血液循环系统的功能、免疫功能、内分泌功能、神经传导功能。在功能上类似于现代医学的免疫防御、内分泌调节、物质交换及血液循环等，常与结缔组织疾病、痛症及内分泌疾患密切相关[9]。关于三焦的结构与功能问题，还是借用经典的论述加以概括："归根结底，结构和功能完全是一回事：在物理世界中物质分解为能量活动，而在生物世界里结构就是过程流的表现。[11]"

第三是时间与空间问题。时间与空间问题如同结构与功能问题，都相互依存。有人认为[9]："脱离三焦的应用环境单纯地认为三焦有形无形是没有意义的，三焦的有形无形是相对而言的，对三焦形质有无的认识应首先确定其划分标准，即在一定的前提下讨论才有意义。"笔者认为，从空间与结构上说，三焦是有形的；从时间与功能上说，三焦是无形的。可见，三焦概念涉及结构与功能、时间与空间。说到底，三焦、时空、结构与功能是同一事物的不同名称。此三者同出而名异，就人体而言，三焦就是时空、时空就是三焦。

2.2 三焦－时空结构图

有了以上的认识，探讨三焦由来就显得顺理成章。我们尝试从其结构与功能两方面来探讨。从结构上探讨，三焦是由何构成？

《温病条辨》："凡病温者，始于上焦，在手太阴。"吴鞠通看到上焦与手太阴的联系。上焦是时空概念；太阴是象数概念。二者隶属不同层面。这两层面究竟存在何种关系？《易经·系辞上传》："天尊地卑，乾坤定矣。卑高以陈，贵贱位矣。动静有常，刚柔断矣。方以类聚，物以群分，吉凶生矣。在天成象，在地成形，变化见矣。"生命的奥妙都在这段话中：第一、"在天成像，在地成形"指出"象"的事物的根源；第二、"天尊地卑，贵贱位矣"指出事物存在高低不同的层面；

第三、"方以类聚，物以群分"指出"聚类"与"分类"是认识事物的基本法。六象－六行层面采用的是"分类"思维，三焦－时空层面采用的是"聚类"的思维。

如何"聚类"？聚类就是聚象。

"太阳为一身之藩篱"、"凡病温者，始于上焦，在手太阴。"太阳为"火"主炎上、太阴归"肺"位于上部。所以，上焦是"火"与"土"的聚类。于是：上焦＝太阳＋太阴（火＋土）。如此类推，胃居于中，胆为少阳，半表半里居于中，于是：中焦＝阳明＋少阳（水＋木）。肝肾同源，居于下焦，于是：下焦＝厥阴＋少阴（金＋石）。

从功能上探讨三焦来源，其功能如何界定？我们知道，人体有几大功能集合，用系统来表示就是循环系统、消化系统、血液系统、免疫系统、神经系统、内分泌系统等等。既然，三焦是功能集合、人体各大系统也以各自的功能为集合。那么，是否中医三焦与西医的系统存在结合与交融？我们尝试把诸系统是按一定规律归入三焦体系中来。

循环系统、神经系统属于上焦；消化系统、内分泌系统属中焦；血液系统、免疫系统属下焦。具体见表2。

表2　三焦－时空内涵示意表[5]

三焦名称	内容（内涵）	药证组合	代表药物
上焦	心肺、循环系统、神经、血管、头、肌肉、虚劳诸证、太阳经络、太阴经络	火＋土	防风、细辛、白术、黄芪

三焦名称	内容（内涵）	药证组合	代表药物
中焦	消化系统、胃、内分泌、关节、乳腺、子宫、少阳经络、阳明经络	木＋水	桂枝 茯苓 薏米 泽泻
下焦	精神疾病、肝肾、泌尿、生殖、大肠、风湿免疫、血液、骨、厥阴经络、少阴经络	金＋石	芍药 丹参 蝉蜕 龙骨

在此需要说明的是，人体的诸多层面是同时存在的，而无先后出现之分。而由于我们观察的角度不同而捕捉到的层面信息有异。正如《易经》所言："仁者见之谓之仁，智者见之谓之智。"通过对人体三焦 – 时空构成的认识，并以此为依据，笔者推导出"三焦 – 时空"结构图。

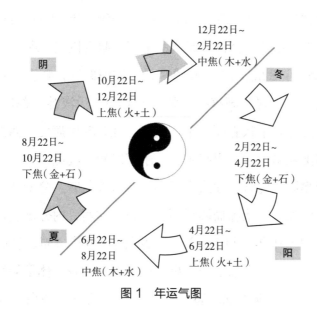

图1 年运气图

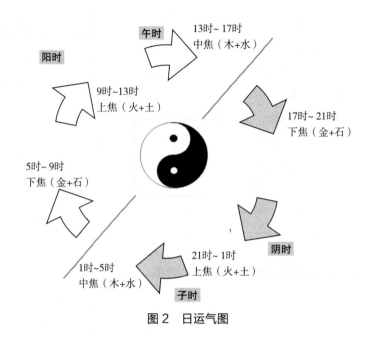

图 2 日运气图

3. 临床实践

笔者运用时空辨证理论于临床，取得一定效果。列举典型予以讨论。患者邝某，女，42 岁，2010 年 11 月 3 日初诊。病史：持续出现血清泌乳素增高半年。激素检查发现 PRL（血清泌乳素）：32ng/mL。疲倦眩晕，体型偏胖，痰多色白，月经淋漓不尽，胃胀满疼痛，膝关节肿痛，舌淡胖，苔白厚腻，脉滑，既往有甲状腺瘤、子宫肌瘤、乳腺增生病史。西医诊断包括高泌乳素血症、甲状腺瘤、子宫肌瘤、乳腺增生。中医诊断属于瘿瘤、乳癖、症瘕、胃痞、痰饮等范畴。分析如下，高泌乳素血症、甲状腺瘤属于西医内分泌疾病，内分泌疾病在本体系中属于中焦（见表 2）；再者既往有甲状腺瘤、乳腺增生病史等，也提示中焦辨证。患者证见疲倦眩晕、体型偏胖、痰多色白、胃胀满疼痛、膝关节肿痛、舌淡胖、苔白厚腻、脉滑。八纲气血辨证属痰湿壅盛之证。于是，辨证分为以时空辨证为经、八纲辨证为纬。

时空为经：中焦（木＋水）。

八纲为纬：痰湿壅盛。

治法：中焦论治、行气化痰。

方药：桂枝5克，茯苓20克，夏枯草15克，法半夏15克，枳实15克，薏米15克，泽泻15克，泽兰15克。

服上方1个月，眩晕、腹胀满、关节肿痛改善。无明显不适，原方再服1个月，诸症状明显改善，无月经淋漓不尽，复查PRL（血清泌乳素）：21ng/mL。

按：高泌乳素血症、子宫肌瘤、乳腺增生、甲状腺瘤等多种不同疾病同时出现，其背后有必然性。《素问·阴阳应象大论》："观权衡规矩，而知病所主。"所主在何？在于中焦（木＋水）病机之所主。中焦主内分泌、乳腺、甲状腺、子宫、胃、关节等。关于乳腺增生与子宫肌瘤的异病同治报道很多，其可能的机理在于乳腺和子宫都是下丘脑－垂体－卵巢轴内分泌的靶器官，二者可异病同治[12-13]。更有报道指出，患有子宫肌瘤的女性发生甲状腺结节及乳腺纤维腺瘤的几率比没有子宫肌瘤女性的患病率高。临床上发现患有此三种疾病的患者也很多，考虑三者可能有内在联系[14]。关于本病的用药，采用六行药的木性结合水性药，模拟时空信息来对中焦予以调治。木性药选用茯苓、桂枝、夏枯草、法半夏、枳实；水性药用薏米、泽泻、泽兰。桂枝《本经》谓之主"结气、利关节"，茯苓《本经》谓之主"心下结痛"；泽兰《本经》谓之主"乳妇衄血、骨节中水"，为本病证之主药。主要药物搭配有桂枝加茯苓，是效如桴鼓的保证，有相关文献予以佐证[15]。诸药共凑调理中焦、行气散结、和胃利胆、通利关节之功。

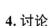

4. 讨论

发展中医要从对人体时空结构的认知开始。"中医若要跟上现代科学发展的步伐，在一些根本观念上亦亟需加以变革。其中之一便是拙文所说的这种主客不分、互渗互融和循环往复的具象时空观。正是它妨碍了医学中严谨概念与定理的确立，使之丧失了从直观经验到实验科学的中间环节，从而使中医在理论上长期止于古老经典的引证、校释或发挥，而未能有根本的突破与创新。勿庸赘言，现代医学的发展既不能依赖于传统西医形而上学的时空观，也不能驻足于传统中医朴素辨证却又具象的时空观，而必建立在一种崭新的时空观上。"[16]

生命层次的认识是中医发展的关键环节。一直以来，由于忽视层面的研究与探讨，习惯了把生命看作一个平面，才导致了主客不分、循环往复的出现。通过引入层面概念，站在层面的高度探讨生命，使得人体时空结构从朴素的抽象中解放出来。理清时空层面与朴素整体层面之间的联系与区别，避免把人体具体的时空与抽象整体混为一谈。

中西医的真正结合与交融在时空层面得以实现。中医长时间停留在朴素整体的"象"上考察生命，不擅长于对具体功能与结构的认识，只能见证治证，难以形成有效"病－证－症"诊治模式。而西医学，虽然长于对结构与功能的静态研究，却把它孤立于生命的动态变化之外。通过崭新生命时空观，认识时空与象数之间的隶属关系，把西医学关于具体病的结构与功能方面认识纳入体系中，建立起以中药模拟时空信息为主的有效时空诊疗模式。把辨病与辨证相结合，从而真正实现中西医的大交融。

参考文献:

[1] 祝世讷.系统医学新视野 [M].北京:人民军医出版社, 2010, 6: 4.

[2] 黎敬波.试论中医层次学说 [J].山西中医, 1995, 5 (11): 7-9.

[3] 黄适.浅谈中医与阴阳五行的发展思路 [J].广西中医学院学报, 2000, 17 (1): 3-4.

[4] 陈润东.从《神农本草经》谈谈"六行学说"分类法 [J].新中医, 2013, 3 (45): 191-192.

[5] 陈润东.神农本草经:开方就是开时空 [M].北京:中国中医药出版社, 2014, 3.

[6] 王振华, 李凤.中西医学的时空解 [J].中华中医药杂志, 2006, 9 (21): 523-527.

[7] 何子强, 黄崇巧.浅谈中医诊断的时空结构 [J].中医药学报, 1992, 5: 11-14.

[8] 高林林, 陈丹, 赵伟等.三焦学说研究进展 [J].辽宁中医药杂志, 2003, 8 (30): 688.

[9] 王雪华, 于越.三焦形质及其功能的现代研究 [J].天津中医学院学报, 2005, 1 (24): 34-37.

[10] 马锡太.吴鞠通.三焦辨治用药探讨 [J].医学信息, 2009, 3 (22): 15-17.

[11] 贝塔朗菲.一般系统论 [M].北京:清华大学出版社, 1987, 25.

[12] 吴春华.异病同治子宫肌瘤与乳腺增生 [J].中华综合临床医学杂志, 2005, 6 (7): 94.

[13] 肖敏.浅谈乳腺增生症与子宫肌瘤的异病同治 [J].甘肃

中医，2008，6（21）：46-47.

[14]王莹莹.甲状腺损伤患者与乳腺增生、子宫肌瘤的相关性研究及中医认识[J].江西中医药，2013，10（44）：25-27.

[15]孙学民，童晓文，万海英，等.桂枝茯苓胶囊治疗乳腺增生合并子宫肌瘤[J].现代中西医结合杂志，2008，17（9）：1325-1326.

[16]陈笑平.论传统中医的思维方式与《内经》的时空观[J].中国中医基础医学杂志，2001，5（7）：9-11.

从系统层次观论中医治疗策略 ①

【摘要】根据机体状态的不同，分三层次讨论治疗策略。生命活动从自组织力由强到弱角度大致可分为三大层次。①最高层次：阴阳－结果层次，病机是阴阳不调，是治疗的最高层次，适宜于机体自我调节能力较强状态下的诸多病证，疗程短暂、人为干预较少。②中间层次：三焦－时空层次，病机是邪气偏盛，适宜于机体自我调节能力尚可，而病邪偏盛，只靠自组织力难以短时祛邪外出，而需要借助外力祛病的状态。③基础层次：六行－六象层次，病机是正气不足，适宜病证是机体功能衰退性疾病，疗程不确切、对机体干预较大。并列举病案2 则说明之。

【关键词】层次；治疗策略；治则；病机；中医系统论

治疗策略主要涉及病因、病机、治则、治法四个方面，它们是不可分割的一个整体。其中病因病机是体，治则治法是用。病因从属病机，治法从属治则。病机是内藏部分，治则是外显部分。关于治疗策略是一个很复杂的问题，涉及范围很广。本文用系统层次观试从外显的治则入手，从而窥视纷繁复杂的治疗策略。

治疗原则就是指治疗疾病所必须遵循的总法则。关于中医

---

① 本文载于《山东中医药大学学报》2018 年 06 期。

的治疗原则，中医教材虽有所界定，但总令人存有疑惑，原因在于中医的人体观目前为止还是众说纷纭。各个医家从不同的角度窥察人体，各有道理，但都缺乏对对象的全面把握。由于对整体的认识不完整，所制定的治则、治法难免片面。再说，关于中医的基本观念也是众说纷纭，许多基本概念还没有清晰界定。比如说对药物的归经、对阴阳的解释、对三焦的认识、肾与命门之争、五行的相生相克等，其临床落实都没有令人满意的答案。规划教材《中医基础理论》中，关于治则概括如下：早治防变、治病求本、扶正祛邪、调整阴阳、调理气血、调理脏腑、三因制宜等[1]。显然，历代医家基于临床实际观察到的事实，并加以阐述，有其客观合理的部分如扶正祛邪、调整阴阳、调理脏腑等都是临床医家热切研究的内容，但是，认真思考发现，这些说法只停留在理论，缺乏相应的临床落实。比如"扶正与祛邪"，一般认为补虚就是扶正，泻实就是祛邪，而落实到临床，医者最终理解为党参、黄芪就是扶正，大黄、石膏就是祛邪，除此之外多无概念；又如"调整阴阳"，调整阴阳如何落实到临床，很多医者无所适从，临床实际中对阴阳更是避而不谈；"调理脏腑"也如是，皆因对心、肝、脾、肺、肾还难以界定。总之，治则只停留在理论，治则与临床脱节，或者说，治则只是临床医家的理想状态。

钱学森提出，科学正从"分析时代"转入"系统时代"，人体科学一定要有系统观，而这就是中医的观点[2]。中医要透视人体，就必须引入"系统"观念及"层次"观念。"现代系统论的许多基本原则差不多在中医学中都可以找到其原始思想，中医学堪称为系统论的一种雏形。"[3] "中医藏象学说的各个脏腑，实际上都是以"综合功能"为基础，辅以某些解剖结构而组合成的"系统层次"。[4]"注重疾病的层次性,强调深度调理,是中医治疗学的一大特色,有相当丰富的理论和实践……疾病的层次性决定着治疗必须有层次性。"[5]

1. 层次治疗策略

笔者思考中医层次问题,曾经撰文阐述六象 – 六行是生命的第一层次,三焦 – 时空是生命的第二层次[6]。专著《神农本草经:开方就是开时空》[7]主要论述最高层面——阴阳层面的临床治疗实践。以上是笔者把层次观运用到临床治疗中的实践总结。总而言之,生命活动从自组织力由强到弱角度大致可分为三大层次,最高层次:阴阳 – 结果层次;中间层次:三焦 – 时空层次;基础层次:六行 – 六象层次。见表1。

表 1 层次治疗策略表

自组织力状况	论治层次	所主病机	相应治则
强	阴阳 – 结果层次(又称最高层次、自组织层次、天人合一层次等)	阴阳不调	调和阴阳、调和上下、调和左右、调和前后、自组织疗法等
中	三焦 – 时空层次(又称中间层次、系统层次、疾病层次等)	邪气偏盛	实则泻之、调整时空、系统治疗、拮抗疗法、对病治疗等
弱	六象 – 六行层次(又称基础层次、唯象层次、衰退层次等)	正气不足	虚则补之、唯象疗法、原始疗法、从顺疗法、诱导疗法等

1.1 最高层次治疗原则:调和阴阳。阴阳 – 结果层次又可称为最高层次、自组织层次、天人合一层次,所主病机是阴阳

不调，相应治则是调和阴阳、调和左右、调和上下、调和前后、自组织疗法等。适宜病证是外感疾病、疾病急性期、亚健康人群、欲病人群，诸上下不调、左右不调、前后不调等。如感冒、普通咳嗽、急性疼痛等。疗效特点是疗程短暂、疗效显著、顺其自然、对机体人为干预较少。

最高层次是结果层次，主要是从生命活动的结果来考察。生命活动的结果无非就是发展与稳定，这就是阴阳；春生夏长秋收冬藏，这就是阴阳；日出而作日落而息，这就是阴阳。《素问·阴阳应象大论》云："阴阳者，天地之道也，万物之纲纪，变化之父母，生杀之本始……阴阳者，万物之能始也……善诊者，察色按脉，先别阴阳。"《素问·四气调神大论》曰："夫四时阴阳者，万物之根本也，所以圣人春夏养阳，秋冬养阴，以从其根，故与万物沉浮于生长之门。"《素问·生气通天论》亦云："阴平阳秘，精神乃治。"总而言之，阴阳就是发展与稳定，它们是一切生命活动的主题与归宿。发展与稳定这一对力量具有自组织性，它们共同构成了生命活动的最高层次。

"在多种扶正、祛邪的治法中，包含着一种最深层次的治疗原理——推动和发挥机体本身的祛病、愈病的机制和能力，即调理和推动'阴阳自和'，使疾病自愈。"[5]

可见，"阴阳自和"是最深层次的治疗，是治疗的最高层次。阴阳调和是健康之源，阴阳失调是疾病根源。《素问·四气调神大论》曰："从阴阳则生，逆之则死，从之则治，逆之则乱。"健康与疾病同出而名异，健康与疾病其所主相同也。治病就是，确立治则进而循其所主而调治。正如《素问·至真要大论》云："谨察阴阳所在而调之，以平为期。"阴阳-结果层次论治适宜于机体自我调节能力较强状态下的诸多病证。

1.2 中间层次治疗原则：实则泻之。三焦 - 时空层次又可称为中间层次、系统层次、疾病层次，所主病机是邪气偏盛，相应治则是实则泻之、调整时空、系统治疗、拮抗疗法、对病治疗等。适宜病证是诸慢性疾病、长期服药人群、疾病出现结构与功能改变状态等。如糖尿病、高血压、肾结石、肥胖症、子宫肌瘤等。疗效特点是病程较长、疗效确切、不良反应较小。

三焦 - 时空层次，从六象 - 六行唯象层次上升而来，摆脱了模糊整体观，走向具体的时空观。病之所以为病而有别于症与象，就是其存在时间与空间或结构与功能方面的改变。一直以来，中医偏重于对症与象的认识，而相对忽略对病方面的研究。

中医学发展有赖于对病证关系的再认识。"像以往一样仅满足于依赖四诊的手段，来收集疾病表现在外的模糊、笼统的"象"，是无法完成分析、认识疾病的根本变化和目标。而必须借助现代科学的手段观察生命内在的病理机制，并把这些手段所获取的情报与中医证的诊断有机地结合到一起。"[8]

笔者认为，"病"与"象"隶属于不同层次，"病"是"象"的组合提升。从病理的角度看，这个层次的所主病机是邪气偏盛。在邪气的作用下，机体在结构与功能方面发生了病理的改变，于是促使病之形成。邪气偏盛是这一层次病机的主要矛盾，邪祛则正安，实则泻之、祛邪外出是治疗法则。三焦 - 时空层次论治适宜于机体自我调节能力尚可，而病邪偏盛，只靠自组织力难以短时祛邪外出，而需要借助外力祛病的状态。

1.3 基础层次治疗原则：虚则补之。六象 - 六行层次又可称为基础层次、唯象层次、衰退层次，所主病机是正气不足，相应治则是虚则补之、唯象疗法、原始疗法、从顺疗法、诱导疗法等。适宜病证是机体机能衰退疾病、疾病沉寂期、疾病扩散期等。如虚劳虚损诸不足、恶性肿瘤、中风后遗症等。疗效特点是疗程不确切、疗效不稳定、药专力宏、对机体干预作用较大。

六象－六行层次也称为原始层次，它是构成其他更高级层次的基本单位。它又称为唯象层次，因为这一层次不去考虑对象的具体时空而是模糊的整体印象。中医是象科学的代表，这是目前中医的特点。其实，层次有高下，但无优劣之分，它们有各自在治疗意义上的特点。唯象疗法也是治疗的大法。从病理的角度看，唯象层次的所主病机是正气不足。正气不足，生命活动失去原有正常的秩序，而形成了功能停滞不前的状态。正气与邪气的较量贯穿疾病始末。

"疾病和证候在本质上是邪正斗争的结果，辨病辨证都离不开审察邪正斗争的态势，这是一元论。中医将人置于大自然中，运用类比的方法和虚拟的层次，形成由外到内、表里相合、天人相应的五大结构功能系统，这是多层次论。系统及其层次的病变均能表现出邪正斗争的态势，将两者有机结合，建立多层次一元辨证方法。"[9]

原始层次能够激发原始动力，六象－六行层次论治适宜于机体自我调节能力低下的诸多病证。

这三个层次有高下之分，正如《周易》言："天尊地卑，乾坤定矣，卑高以陈，贵贱位矣。"高层次由低层次组合而成，低层次隶属于高层次。层次的关系好比是君臣父子的关系。而人体的诸多层次也是同时存在的，而无先后出现之分，由于我们观察的角度不同而捕捉到的层次信息有异。正如《易经》所言："仁者见之谓之仁，智者见之谓之智。"

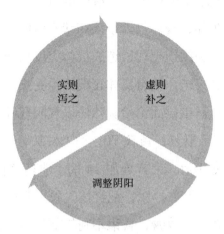

图 1　治则关系示意图

2. 临床实践

笔者以"神农六性药诊疗体系"临床实践为例，探讨层次治疗策略。具体药物属性、方证对应及辨证特点见笔者相关文献[6-7, 10]，限于篇幅，此处不作详尽用药分析。

病案1

男，62岁，2017年9月17日，以"突发左侧肢体乏力、言语不利3.5小时"来诊。头颅MR示：①右侧基底节区、双侧放射冠、双侧半卵圆中心、双侧额颞顶叶多发脑缺血梗死灶，其中右侧基底节区及右放射冠病灶考虑为急性梗死，考虑合并少许渗血，建议复查；②侧脑室旁脑白质变性，脑萎缩。血糖：12.07 mmol/L，糖化血红蛋白A1c（HbA1c）：12.0%，尿葡萄糖：3+。患者行动不便，坐轮椅来诊。神清，稍疲倦，左侧肢体乏力，言语欠流利，口角右歪，偶有饮水呛咳，纳可，便结，睡眠欠佳，患者有 10 年糖尿病史，一直服西药控制血糖。舌红苔腻脉数。中医诊断：中风－中经络、消渴；西医诊断：脑梗死、2 型糖尿病。治疗策略：患者有糖尿病史多年，血糖控制欠佳，身体已处于疾病状态多时，再加上突发脑血管意外，多发脑组织梗死，造成机体突发功能严重障碍。疾病状态加上突发打击，使得身体正气严重受损。正气不足，虚则补之，考虑从基础层面论治。治法以气阴双补为主。方证属性：唯象（土）。拟方：黄芪 70g，白术 20g，甘草 10g，五味子 10g，天冬 15g。上方连服 14 剂。服药期间注意均衡饮食、调整心态、忌肥甘厚腻，配合按时服用西药降血糖。

二诊，患者神疲改善，言语不利较前改善，大便可，睡眠质量改善。左侧肌体乏力未见改善。考虑患者目前还是虚损不足，补益未能一时奏效，遂维持原方案，配合肢体康复锻炼，原方再服 2 周。

三诊，患者纳眠可，便调，口角右歪较前改善，虽病侧肌力未见明显改善，但精神较前改善。考虑患者正气已有恢复，尝试予以调和左右，以自组织层面论治。治法以行气活血、通络祛风为主。方证属性：左右阴时（木＋金＋石）。拟方：茯苓 15g，陈皮 15g，桂枝 5g，郁金 15g，赤芍 15g，丹参 10g，生地黄 15g，桃仁 10g，佩兰 10g，木香 5g，徐长卿 15g，地龙 10g。上方服 7 剂，配合饮食疗法、康复治疗、西药控制血糖等。

四诊，患者左侧下肢肌力明显改善，左上肢肌力未见明显改善，已能在家人扶持下缓慢行走。纳眠可，精神可。考虑到患者目前血糖控制欠佳，而且病情趋于稳定，短时期难有明显突破，疾病已进入慢性期，日后需较长时期的康复。治疗重点转移到控制基础病糖尿病，维持机体相对稳定，为康复创造有利条件。拟从系统层次论治，对病治疗，中焦论治。治法用和胃利湿、养阴通络。方证属性：中焦（木＋水）。拟方：茯苓 30g，陈皮 15g，桂枝 8g，秦艽 15g，薏苡仁 30g，天花粉 20g，牛膝 20g，地骨皮 20g，泽兰 20g。水煎服连服 21 剂，注意事项同前。

五诊，患者神清，左侧肢体肌力有所改善，生活已能自理。纳眠可，血糖控制稳定。维持上方案治疗 3 个月，继续观察。

病案 2

男，38 岁，2017 年 7 月 1 日以"发现肝功能异常 1 个月"来诊。患者乙型病毒性肝炎（小三阳）合并糖尿病 3 年，发现肝功能异常，除少许疲劳外无不适。2017 年 6 月 14 日，在外院住院西药治疗，予保肝降酶、促进肝细胞生长、抗病毒、降糖等治疗，具体用药不详。化验结果如下：肝功：丙氨酸氨基转移酶（ALT）1936 U/L，门冬氨酸氨基转移酶（AST）1803 U/L，总胆红素（TBIL）30.2 μmol/L，直接胆红素（DBIL）19.7 μmol/L，清蛋白（ALB）37.5 g/L，乙肝 5 项：乙肝表面抗原（HBsAg）阳性，乙肝表面抗体（HBeAb）阳性，乙肝核心抗体（HBcAb）阳性。乙肝 DNA 检测：乙肝病毒脱氧核糖核酸（HBV–DNA）>1.00E+08。因治疗效果欠佳，于 2017 年 6 月 30 日出院，遂来求诊。刻下除少许疲倦外，纳眠可，便可，余无不适。舌红苔少脉弦滑。当前用药情况：每天中午注射胰岛 4 单位，其他用药不详。中医诊断：肝着、消渴；西医诊断：乙型病毒性肝炎、2 型糖尿病。

治疗策略：患者目前处于疾病状态，生化指标明显异常。

考虑到患者虽正气有损，但纳眠等一般状况尚可，故从疾病层面论治，法用清热和胃、泻肝护肝。方证属性：中焦（木＋水）。嘱患者配合饮食控制及适当运动，除了定时注射胰岛素外，停用其他药物。拟方：茯苓 30 g，陈皮 15g，法半夏10g，夏枯 15g，薏苡仁 30g，天花粉 20g，地骨皮 20g，生栀子 10g。上方连服 21 剂。

二诊，患者疲倦改善，纳可，便调，血糖控制稳定，诉睡眠早醒。舌红苔薄，脉弦滑。考虑患者目前仍然处于慢性疾病状态，治疗思路同上。守上方，加入山萸肉 15 g，连服 21剂，以清热和胃、滋阴安神，改善睡眠。并适当结合饮食控制及运动配合，继续治疗。

三诊，睡眠早醒改善，余未见不适。2017 年 11 月 1日，复查生化等，结果如下：ALT 28U/L，AST 28U/L，TBIL 14.1μmol/L，DBIL 5.9μmol/L，ALB 44.2g/L，HBV-DNA>7.60E+02，空腹血糖（GLU）8.44mmol/L。印象：经治疗，患者疲倦症状改善，肝功基本正常，乙型病毒性肝炎DNA 轻度异常。纳可，便调，睡眠早醒有所改善，舌红苔薄，脉弦滑。患者复诊前半月开始停用注射胰岛素，纯中药治疗乙型病毒性肝炎及糖尿病，目前血糖控制欠佳，需进一步加强。考虑继续从疾病层面论治，法以清热护肝、和胃养阴。方证属性：中焦（木＋水）。拟方：茯苓 30g，陈皮 15g，桂枝 8g，夏枯草 15g，石斛 20g，薏苡仁 30g，天花粉 20g，地骨皮20g，生栀子 10g，山萸肉 15g。水煎服 21 剂，继续观察。

3. 小结

综上所说，第一，治疗策略总是相对于一定的层次而言，没有离开层次而谈的治则治法。不同的治则治法对应不同的层次；不同的层次采用不同的治则治法。第二，邪正虚实、标本缓急离不开层次关系，只有从层次角度才能分辨清楚。第三，机体自组织力强弱状况是确立治则治法的关键，强弱不同，层次有异。诚然，层次有高下之分，疗法无优劣之别（图1所示）。同一病证可从不同层次论治，各有优劣，并无绝对。具体需权衡利弊，其中不乏有标本缓急、先后次序之分。具体到临床，比如遇到一个糖尿病长期服药患者，突发感冒，治疗策略是先调和阴阳治疗感冒，后系统疗法治疗糖尿病等。虽然治疗策略并非绝对，但是正气有强弱、病机有所主，治则有相应，疗法有适宜，其中也还是有迹可循、有法可依。借助层次观，我们才能窥其一二，得其门而入。

参考文献：

［1］吴敦序．普通高等教育中医药类规划教材·中医基础理论［M］．上海：上海科学技术出版社，1995：184．

［2］吕炳奎．对当前中医工作中几个问题的看法［J］．上海中医药杂志，1981（4）：1．

［3］祝世讷．医学的系统时代与中医［J］．医学与哲学，1982（3）：7．

［4］季钟朴．现代中医生理学基础［M］．北京：学苑出版社，1990：233．

［5］祝世讷．论治疗深度［J］．山东中医药大学学报，1997，21（3）：162．

［6］陈润东．基于六行学说构建时空诊疗模式的探讨［J］．中医药导报，2016，15（22）：11–14．

［7］陈润东．神农本草经：开方就是开时空［M］．北京：中国

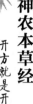
中医药出版社，2014：76-80.

［8］蒋明．中医学发展有赖于对病证关系的再认识［J］．中医杂志，2004，45（12）：889-891.

［9］姚实林．多层次一元中医辨证法刍议［J］．陕西中医学院学报，2001，24（3）：6-7.

［10］陈润东．从《神农本草经》谈谈"六行学说"分类法［J］．新中医，2013，45（3）：191-192.

后 记

从医多年，一路走来，有艰辛，有挫折，也有收获，感悟最深的还是宋代理学家朱熹的那句诗"问渠那得清如许，为有源头活水来"。感恩中华的传统文化，中医是传统文化土壤上结出的一朵奇葩。中医离不开传统文化，传统文化是中医的根。因此，发展中医还是得从源头做起。目前，最迫切需要解决的问题是关于药材的问题，它是影响中医发展的主要因素之一。我们惊讶地发现中医的源头《神农本草经》记载的三百六十余种药物中，目前用于临床的药物不到二分之一，许多在《本经》中有详尽描述的药物已经悄然退出了药架，临床用药也受到极大的限制。所以，呼吁加大对《本经》中药物的研究，对其中记载的每一味药的药理、毒理都认真、深入地研究，为临床提供一手的用药资料。加强中药基础与临床研究，切实掌握中药的六性分类，这是中医研究与发展的第一步，也是至关重要的一步，第一步没有走好，以后的一切推论都站不住脚。此外，还要努力发展《本经》以外的六性药，用中医的理论来发展中医、中药。同时，也要大胆地吸收现代医学的科研成果为中医服务。其实，中医与西医并无绝对的界限可分，西医的某些治疗作用相当于中医在不同层面上的作用；就中医本身，也不应执着门户之见，各家都有其过人之处，各有所长，我们应该西为中用、古为今用，最大限度地吸收人类文明的一切成果为全人类的健康事业服务。

中医文化博大精深、源远流长，我辈当以继承与发扬为己任。恩格斯有一句名言："只要自然科学在思维着，它的发展形式就是假说。"其同样适合于中医药的研究。本书所及乃一孔之见，为引玉之砖，旨在求得与同仁交流。恳请同仁不吝赐教，以达到不断修正与完善之目的。

在这里，我要特别感谢原人民军医出版社社长齐学进、中国中医药出版社中医师承编辑室主任刘观涛，对本书编写与出版给予不遗余力的帮助和支持。还要感谢我父母的养育与教导，感谢我的太太对我一直默默支持，感谢我的领导、老师、学生、病人及朋友们的支持与帮助。

陈润东

2013 年 9 月 16 日